AF750114

Le mal fait du bien

Psycho - logiques

Collection fondée par Philippe Brenot
et dirigée par Joël Bernat

Sans exclusives ni frontières, les logiques président au fonctionnement psychique comme à la vie relationnelle. Toutes les pratiques, toutes les écoles ont leur place dans Psycho - logiques.

Dernières parutions

Jean-Yves DE LA CAFFINIERE, *Maîtrise de soi et transcendance sans Dieu*, 2025.
Marie-France BLÈS, *A coups d'éclats : la violence verbale et ses expressions. L'adulte, le bébé et la clinique*, 2025.
Patrick TRAUBE, *La demande à l'autre, Comment la formuler ?*, 2025.
Anna CURIR, *Femmes et métaphores dans l'astronomie. « Être à la place de »*, 2025.
Hiroaki OTA, *Le syndrome de Paris d'hier à aujourd'hui. À travers la psychohistoire du Japon*, 2025.
Angélique CAPELLE VOISIN, *En quête du désir perdu. La méthode Alegria pour une sexualité épanouie*, 2025.
Jérôme GAGEY, *Litiges, conflictualité et limites de la médiation, Approche juridico-clinique du contentieux judiciaire*, 2025.
Odile CLERC, *Construire un couple éclairé. Comment éviter le fiasco*, 2025.
Eugène NTONDO BUBOTE, *Matrilinéarité et migration. Quels enjeux pour quel père ?*, 2024.
Lionel DALOZ, *Le désarroi du burnout. Propositions cliniques, évaluatives et thérapeutiques*, 2024.
Carla SERHAN, *Le voyage quantique de la jalousie amoureuse. Ne me quitte pas*, 2024.
Patrick Ange RAOULT, *Le soin psychique au sein de maisons de la psychologie, Face à une profession sans histoire, ni ordre, ni déontologie*, 2024.
Jean-Yves DE LA CAFFINIÈRE, *Transcendance. Faire connaissance avec soi-même*, 2024.

Aurima Diliene

Le mal fait du bien

Contes thérapeutiques
pour les adultes

L'Harmattan

Du même auteur :

Lettres de Bordeaux
La famille – jeu d'équipe

Illustrations par Edita Sukele

© L'Harmattan, 2025
5-7, rue de l'École Polytechnique, 75005 Paris
http://www.editions-harmattan.fr
ISBN : 978-2-336-53197-7
EAN : 9782336531977

Je dédie ce livre à ma fille PASAKA,
qui m'a appris la patience.

Sommaire

RELATIONS AVEC SOI-MÊME et LES AUTRES...13

DONATRICE ou Porteur de lumière.................................15

SACRIFICE ou Ce que tu donnerais.................................25

COMPRÉHENSION ou Tous pour le chien.......................67

ENNEMIS ou Condamné par le destin..............................83

DIFFICULTÉS ou Comment l'âne a eu de la chance..........89

RELATIONS AVEC LES ENFANTS.........................97

TRAVAIL ou À propos des anges......................................99

CHOIX ou À propos des enfants et des plans 109

AILES ou À propos de la patience 125

MONDE INTÉRIEUR 131

VALEUR ou Anneau précieux..133

ATTENTION ou Trois rêves...141

PEUR ou Le forgeron et la Mort 155

INFLUENCE ou La meilleure enseignante.......................165

SIMILITUDE ou Que quelqu'un comprenne 171

PARTAGES ou Cinq petits gâteaux.................................179

HONNÊTETÉ ou Les graines de l'Empereur....................185

PARDON ou Ce que la mort a dit..195
PERSPECTIVE ou LE MAL fait du BIEN........................205
RÉCOMPENSE ou La boutique des rêves........................209

Préface

La thérapie par les contes est un excellent moyen de se comprendre soi-même et les autres

Autrefois, les contes étaient universels. Personne ne les classait en contes pour enfants et pour adultes. Les adultes transmettaient leur sagesse, leur histoire, les règles de vie en société, leurs expériences spirituelles, encourageant et éduquant les plus jeunes. Les contes offrent bien plus que des leçons et des morales interminables, des avertissements et des restrictions.

L'utilisation thérapeutique des contes est basée sur les prémisses de la psychanalyse, des théories de Jung et de l'existence sur les relations objectives. En ce qui concerne l'adaptation sociale, le conte est un moyen efficace et une méthode pour exprimer une évaluation négative ou vivre une situation difficile, et souvent pour réduire les problèmes psychologiques ou le stress. Le conte est un bon moyen de corriger le comportement. Raconter de manière imagée est le meilleur moyen de transmettre des informations à autrui. C'est dans le conte que se reflète le processus cohérent de transformation de la personnalité.

Pourquoi avons-nous besoin de miracles ?

Dans les contes miraculeux, tout peut prendre vie, parler à tout moment. C'est très actuel, car nous pouvons nous identifier à n'importe quel personnage de conte. Cela développe la capacité à se décentrer, à « agir » au lieu du personnage, à stimuler l'imagination et l'intuition. L'auditeur de contes commence à comprendre en quoi et dans quelle mesure le personnage diffère de lui-même, ce qui rend plus facile de trouver une unité avec le monde. Dans les contes, il n'y a pas de choses impossibles, pas de restrictions mentales courantes, le dicton « Non, je ne ferai pas ça... » ne s'applique pas ici. Dans les contes, on peut rêver, fantasmer, dessiner le tableau futur désiré. Ainsi, ils éveillent la capacité d'agir de la personne, activent les pouvoirs internes. Ayant acquis de l'expérience dans la résolution de problèmes par des moyens féériques, une personne pourra appliquer cette expérience même dans des situations réelles.

Dans ce livre, vous trouverez dix-huit contes évocateurs, dans lesquels vous reconnaîtrez probablement vos propres situations ou celles de vos proches.

Les contes reflètent :

• les relations avec soi-même et les autres : le sacrifice pour les autres, le manque de compréhension mutuelle, les conflits, l'envie entre amis, les difficultés de la vie quotidienne et les situations apparemment désespérées ;

• les relations avec les enfants adultes : les difficultés de maternité ou de paternité, quand, quoi que vous fassiez, cela semble toujours aller mal ;

• notre monde intérieur : l'estime de soi, la diligence, les rêves, le courage, la peur, l'influence, la communauté, le partage, l'honnêteté, le pardon et la responsabilité.

Après chaque conte, vous trouverez des matériaux psychothérapeutiques soigneusement sélectionnés, qui inspireront, aideront, soutiendront vos changements de comportement, changeront vos habitudes, vous aideront à vivre vos émotions.

RELATIONS AVEC SOI-MÊME et LES AUTRES

DONATRICE

Il s'est assis à côté de moi alors que j'attendais dans la file d'attente du cabinet du médical. Le temps passait lentement. J'avais pris un livre avec moi, mais il était impossible de lire dans ce couloir sombre. Donc, j'étais presque soulagée quand il s'est adressé à moi.

– Vous attendez depuis longtemps ? – a-t-il demandé.

– Une heure déjà, – ai-je répondu. – La deuxième vient de commencer.

– Vous n'avez pas de ticket ? – a-t-il demandé.

– J'en ai un, – ai-je murmuré indifféremment. – Mais personne ne respecte pas la file d'attente ici. Donc, j'attends.

– Vous ne devriez pas passer à côté, – a-t-il proposé.

– Je n'ai pas l'énergie pour me battre avec eux ici, – ai-je admis. – De toute façon, je suis à peine arrivé jusqu'ici.

– Il m'a regardé attentivement et a demandé avec sympathie :

– Une donneuse ?

– Pourquoi une donneuse ? – ai-je été surprise. – Pas du tout, vraiment…

– Donneuse, donneuse, je vois bien, – a-t-il dit.

– Eh bien non, j'ai donné du sang seulement une fois, pendant mes études, en deuxième année, lors de la Journée des Donneurs. Je l'ai essayé. Et c'est tout, plus jamais.

– Vous ne vous sentez pas bien souvent ? – a-t-il demandé à nouveau.

– Non... parfois. Juste de temps en temps. Je m'effondre juste souvent. Je marche, je marche et soudainement, je m'effondre. Ou je tombe de ma chaise. Ou je vais dormir – je rentre chez moi, je vois le canapé, et j'ai juste envie de me coucher. »

– Ce n'est pas étonnant. Vous n'avez presque plus de forces vitales. Votre réserve est vide.

– Quelle réserve ? – ai-je demandé.

– Eh bien, la réserve d'énergie vitale, – expliqua-t-il patiemment.

– Maintenant, je l'ai regardé attentivement. Sympathique, mais un peu étrange. Il semblait jeune, pas plus de trente ans, mais ses yeux… Ce sont les yeux de la Tortue Sage, une sorte de lumière qui semblait émaner de lui. Et combien de compassion et de compréhension ! J'ai juste perdu mes mots.

– Êtes-vous souvent malade ? – a-t-il demandé de nouveau.

– Non, pas vraiment. Je suis très forte. Peu importe que je semble desséchée de l'extérieur. »

– Écoutez bien : desséchée... Vous avez peu d'eau en vous, de vie. Oui, c'est une caractéristique de votre structure. Les relations avec vos parents – pas si bonnes ? »

– Pas vraiment, – j'ai admis. – Je ne me souviens presque pas de mon père, il ne vit plus avec nous depuis longtemps. Et avec ma mère… Pour elle, je suis encore une petite fille, elle continue de m'enseigner comment vivre selon ses règles et elle demande toujours, demande, demande…

– Et vous ?

– Quand j'ai de l'énergie, je résiste. Mais quand je n'en ai pas – je pleure simplement.

– Et ça vous soulage ?

– Eh bien, un peu. Jusqu'à la prochaine dispute. Ne pensez pas que ça arrive tous les jours. Une ou deux fois par semaine. Parfois trois.

– Et vous avez essayé de ne pas lui donner d'énergie ?

– Quelle énergie ? Comment ça – ne pas donner ? – je n'ai pas compris la question.

– Eh bien, voyez-vous. Maman provoque des disputes. Vous vous engagez, comme si vous vous connectiez. Remarquez le mot : connectez-vous. Et alors maman commence à utiliser votre énergie, à se nourrir d'elle. Quand la dispute est finie, elle se sent bien, mais vous, vous vous sentez faible. Non ?

– Oui, quelque chose comme ça, – ai-je admis. – Mais que puis-je changer ?

– Ne pas vous connecter, – il a conseillé. – Il n'y a pas d'autre moyen.

– Comment ne pas me connecter si elle percute simplement toutes mes défenses ? – je me suis excitée. Elle me connaît comme une carte routière, elle connaît tous mes boutons.

– Eh bien, tous vos boutons que vous devez appuyer pour vous connecter. Et quand elle le fait, le drainage d'énergie commence – de vous à elle. Vous avez appris cela en physique à l'école.

– Oui, je me souviens, le professeur de physique a expliqué quelque chose comme ça…

– Eh bien, les lois de la physique s'appliquent à tous les corps. Même au corps humain. Nous sommes juste des élèves doubles dans l'École de la Vie. On n'apprend pas.

– Comment ça ?

– Eh bien, c'est simple. Voilà, la Vie donne une leçon et nous ne voulons pas l'apprendre. Et nous évitons, nous nous enfuyons.

– Hmm, j'aimerais pouvoir m'enfuir. Mais bon, ça ne marche pas.

– C'est comme ça que ça se passe. Tant que vous n'apprendrez pas la leçon, cette leçon reviendra encore et encore sous différentes formes. La Vie est un bon enseignant. Elle atteint toujours un progrès de cent pour cent.

– Eh bien, je n'ai pas la force de m'asseoir dans ces cours. Regardez, j'ai même dû prendre rendez-vous chez le médecin. Je peine à tirer mes jambes.

– Et c'est toujours comme ça pour vous ?

– Eh bien non, de temps en temps. Mais cette semaine – tout le temps.

– Qu'est-ce qui s'est passé cette semaine ?

– Le plus intéressant, c'est qu'il ne s'est rien passé de spécial. C'est juste la routine quotidienne.

– Alors, racontez-moi cette routine. Si cela ne vous dérange pas, il s'est penché intéressé.

– Eh bien, pourquoi le regretterais-je ? Je dis que ce sont des petites choses. J'ai eu quelques interactions avec maman. Tout comme d'habitude. Pas d'heures supplémentaires au travail. J'ai eu quelques désaccords avec un collègue, mais rien de grave. Je n'ai pas forcé le soir, j'ai juste essayé de régler la situation par téléphone, j'ai aidé autant que possible. Mais je me sens comme si un train m'avait roulé dessus. »

– Eh bien, peut-être qu'il l'a fait, mais vous ne l'avez pas remarqué. Qu'essayiez-vous de réparer au téléphone ?

– Oh, un détail. Une amie a des problèmes, elle avait besoin de parler. J'ai simplement offert mon épaule amicale.

– Elle a parlé ?

– Oui, en quelque sorte. Chaque soir pendant une heure et demie – mais qui parlerait autant.

– Et vous ?

– Eh bien, moi ?

– Oui, vous, vous – vous avez parlé ?

– Alors, je l'ai écoutée. Je l'ai consolée, rassurée, soutenue, donné des conseils. Maintenant, je ne peux pas me plaindre à elle, elle a déjà assez de ses propres problèmes, maintenant ce n'est pas moi dans sa tête. »

– Alors je vais vous dire ceci : vous l'avez aidée, mais pas comme une bouée de sauvetage, mais comme un seau à vadrouille. Elle vous a versé toute sa négativité, et vous lui avez rendu votre énergie positive sous forme de conseils et de soutien. Mais cela ne l'a pas aidée, et vous vous êtes retrouvée avec vos propres problèmes.

– Mais les amis doivent se soutenir, n'est-ce pas ?

– C'est vrai – se soutenir l'un l'autre. Mais votre jeu est unilatéral. Vous la soutenez, mais elle ne vous soutient pas.

– Eh bien, je ne sais pas... Alors, que dois-je faire maintenant ? Renoncer à l'aider ? Nous sommes amies après tout !

– Vous êtes amis avec elle. Elle se sert de vous. Que vous le croyiez ou non. Commencez à lui raconter vos problèmes et voyez ce qui se passe dès le premier mot. Vous serez surpris de voir à quel point cette méthode économise de l'énergie.

– Vous savez, ce ne serait pas mal... En d'autres termes, obtenir plus d'énergie.

– Vous dites « pas mal ». Mais vous la gaspillez – à gauche et à droite.

– Mais je n'ai pas pensé… Je le voyais complètement différemment. Mais maintenant, quand vous le dites… Eh bien, c'est vrai, – je me suis rendu compte. – Parler avec elle m'a vidé comme si j'avais déchargé des wagons.

– Elle a vidé ces wagons sur vous. Et vous vous chargez de son fardeau. Est-ce ce dont vous avez besoin ?

– Non, non, bien sûr que non. Pourquoi aurais-je besoin de ça ? J'ai assez de soucis jusqu'au cou.

– Quels sont vos soucis ?

– Divers. Par exemple, mon mari. Mon ex-mari. Je l'aime toujours, vous savez, humainement. Ou peut-être même plus ?.. Et il a une autre famille. Et tout est compliqué là-bas. Je suis désolée pour lui, il est gentil, vous savez. Il est toujours cher pour moi…

– Ces expériences vous apportent-elles de la joie ?

– Eh bien, quel genre de joie ? C'est une sorte de souffrance. Je suis toujours en train de penser à comment l'aider, mais je ne sais pas…

– Et quel âge a votre mari ?

– Un peu plus vieux que moi, mais ce n'est pas important.

– C'est important. Un adulte devrait pouvoir résoudre ses problèmes tout seul. S'il le veut bien, bien sûr. Et s'il n'est pas habitué à les déléguer aux autres. Vous communiquez avec lui ?

– Bien sûr, bien sûr. Il vient rendre visite aux enfants. Eh bien, et pour parler. Pour se plaindre de comment il va mal.

– Et vous le plaignez ?

– Bien sûr, je le plains, mon cœur se remplit de tristesse. Il a du mal, c'est mal…

– Et vous, probablement, ça va bien ?

– Non, ce n'est pas vrai, ça ne va pas bien pour moi non plus !

– Alors réfléchissez : que pouvez-vous faire ? Ajouter votre « pas bien » à son « pas bien » ?

– Oh non ! Bien sûr que non. Je lui donne ce qu'il n'a pas dans cette autre famille – de la compréhension, du soutien... de la chaleur...

– Et en retour, que recevez-vous ?

– Je ne sais pas, peut-être de la gratitude…

– Eh bien oui, il remercie et emporte tout ce que vous avez donné dans sa famille. Parce qu'ils en ont besoin là-bas, et il n'a pas assez de chaleur, alors il la prend de vous. Et savez-vous pourquoi vous n'avez pas de force, d'énergie ?

– Non, c'est pour ça que je suis ici, le médecin le dira.

– Il ne vous dira rien. Les médecins traitent les symptômes. Il prescrira des vitamines, peut-être même un massage. Et c'est tout. Les causes resteront.

– Quelles sont les causes ?

– Vous ne vous aimez pas. Vous essayez d'aimer les autres, mais vous ne vous aimez pas. Et cela cause une perte d'énergie. Vous vous sentez vidée.

– Et que dois-je faire ?

– Je vous conseillerais enfin de vous tourner vers vous– même. Et de réfléchir – est-ce que vous devez tant vous efforcer pour que les autres aillent bien ? Surtout en utilisant votre énergie vitale. Laissez-les tous tomber de vos épaules. Arrêtez d'être une donneuse. Essayez au moins temporairement. Et commencez à vous aimer, à vous choyer, à vous nourrir. Après un certain temps, vous récupérerez, vous vous remplirez. Comme une ampoule. Vos yeux brilleront. Et votre cœur sera rempli de chaleur. Vous verrez.

– Il parlait avec inspiration, ses yeux brillaient, et moi, je pensais : quel homme intéressant. Si sage.

– Je me demandais ce qu'il faisait dans la vie.

– Eh bien, vous m'apprenez à vivre, et vous êtes aussi malade, chez les médecins… – j'ai réalisé soudainement.

– Je ne suis pas malade, je suis électricien. C'était juste la pause déjeuner. C'est fini maintenant. Au revoir et bonne santé. La santé de l'âme avant tout. Et arrêtez d'être une donneuse.

– Et je suis restée là, assise, émerveillée, regardant mon nouvel ami se précipiter pour aider un vieil homme avec une échelle. Mon Dieu, comment n'ai-je pas remarqué tout de suite sa combinaison de travail bleue ? Probablement à cause de ces yeux – je ne pouvais tout simplement pas les détourner de ses yeux.

– J'ai ressenti une chaleur étrange dans ma poitrine, comme si quelque chose y avait été versé, quelque chose de vivant et de doux. J'ai même ressenti que ma force revenait. « Les lois de la physique s'appliquent à tous les corps. Et aussi au corps humain », m'a-t-il dit. Soudain, je me suis souvenue qu'en classe de physique, on nous avait montré la loi des vases communicants. Lorsqu'on en remplit un, l'autre monte aussi. Et vice versa. Pendant notre conversation, cet électricien a partagé avec moi ce qu'il avait en lui – l'énergie vitale. Et son niveau a augmenté en moi. Cela signifie qu'il m'a donné, et j'ai pris.

– Je me suis levée et j'ai marché dans le couloir, cherchant des électriciens.

– Attendez, attendez ! Comment se fait-il que vous soyez aussi donneur ?

– Un donneur, – sourit-il. – Seulement moi, contrairement à vous, je partage volontiers mon énergie, donc j'en ai en surplus.

– Et d'où en avez-vous autant ? Y a-t-il un secret ?

– Il y en a un. Très simple. Ne vous laissez jamais vider jusqu'au fond, ne laissez pas les autres appuyer sur vos boutons, ne vous engagez pas dans ce qui n'est pas de votre volonté. C'est tout.

Et ils sont partis avec leur collègue dans le coin. Changer les ampoules – partager la lumière pour tous. Et moi, perdue dans mes pensées, je suis retournée dans le couloir, et je pensais toujours – que je veux toujours être une donneuse, mais d'abord je remplis mon vaisseau d'énergie vitale avec de l'Amour, pour le diffuser. Et aussi – je vais certainement apprendre à apporter de la lumière aux gens – comme l'électricien l'a fait avec les yeux du Tortue Sage.

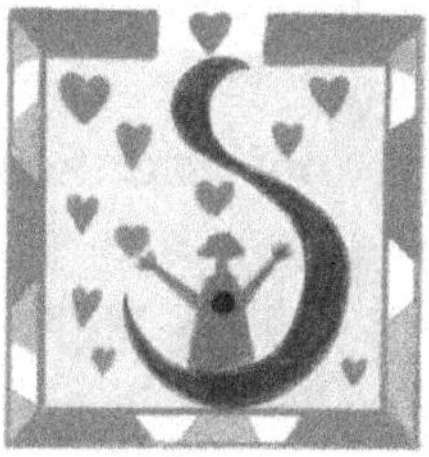

SACRIFICE

– Est-ce la file d'attente pour ceux qui veulent se sacrifier ?

– Oui, c'est ici ! Avancez devant moi. Je suis le 852ème, et vous êtes le 853ème.

– Oh, maman... quand est-ce que notre tour viendra ?

– Ne vous inquiétez pas, cela ne devrait pas tarder. Pourquoi vous sacrifiez-vous ?

– Moi, c'est par amour. Et vous ?

– Moi, c'est pour mes enfants. Mes enfants sont tout pour moi !

– Et qu'avez-vous apporté en sacrifice ?

– Ma vie personnelle. Pour que mes enfants soient en bonne santé et heureux. Je leur donne tout, tout ce que j'ai. Un bon homme voulait m'épouser, mais je n'ai pas accepté. Comment pourrais-je les amener à la maison avec un beau-père ? J'ai abandonné mon travail préféré, car il fallait voyager loin. J'ai trouvé un emploi de gouvernante dans une crèche, juste pour être plus près, pour les surveiller, pour les nourrir. Tout, tout pour les enfants. Rien pour moi.

– Oh, je vous comprends. Et moi, je veux sacrifier mes relations. Vous comprenez, chez nous avec mon mari, elles sont parties depuis longtemps. Il a une autre femme.

Moi aussi, j'en ai un autre, mais... Si seulement mon mari partait le premier ! Mais non, il ne va pas chez elle ! Il pleure... il dit qu'il s'est habitué à moi. Et moi, je le plains tellement ! C'est ainsi que nous vivons...

La porte s'ouvre et une voix se fait entendre : « 852ème, entrez ! »

– J'y vais. Je suis si nerveuse. Et si mon sacrifice n'était pas accepté ?

Le 853ème se recroqueville et attend son tour. Le temps passe lentement, mais finalement le 852ème sort du cabinet.

– Alors, qu'est-ce qu'ils vous ont dit ? Votre sacrifice a-t-il été accepté ?

– Non... Apparemment, c'est une période d'essai. Ils m'ont dit de réfléchir.

– Pourquoi ? Pourquoi pas tout de suite ?

– Oh, ma chère, ils m'ont demandé : « Avez-vous bien réfléchi ? C'est pour toujours, vous savez ! » Je leur ai dit : « Rien ! Mes enfants grandiront, ils comprendront que leur mère s'est sacrifiée pour eux. » Et ils m'ont dit : « Asseyez-vous et regardez l'écran. » Et là, un film étrange... sur moi. Les enfants ont grandi depuis. Ma fille s'est mariée et est partie de l'autre côté de la mer, et mon fils m'appelle une fois par mois, et il n'a rien à dire. Je lui dis : « Mon fils, pourquoi es-tu comme ça avec moi, pourquoi ? » Et il me dit : « Maman, ne te mêle pas de ma vie. Tu n'as rien d'autre à faire ? » Mais que pourrais-je faire d'autre si je ne faisais rien d'autre que vivre pour mes enfants ? Personne n'a-t-il apprécié mon sacrifice ? Ai-je travaillé si dur pour rien ?

On entend dans le cabinet : « Suivant ! 853ème ! »

– Entrez, asseyez-vous. Qu'avez-vous apporté en sacrifice ?

– Des relations...

– Bien sûr... Racontez.

– Voilà... Elles sont toutes fraîches, mais très sympathiques. Nous nous sommes rencontrés il y a juste six mois.

– Alors, pourquoi les sacrifiez-vous ?

– Pour sauver ma famille...

– Pour votre famille ? Mais est-il vraiment nécessaire de la sauver ?

– Eh bien, oui ! Mon mari a depuis longtemps une maîtresse, il court vers elle, il ment tout le temps...

– Et vous ?

– Et moi ? Et dans ma vie est apparu quelqu'un, une relation est apparue...

– Vous sacrifiez donc ces relations ?

– Oui... Pour sauver ma famille.

– Quelle famille ? Vous-même dites que votre mari a une autre femme. Vous, vous avez un autre homme. Alors où est la famille ? Cela vous satisfait-il ?

– Non, non ! Comment cela pourrait-il me satisfaire ? Je pleure souvent et je souffre comme ça !

– Mais vous ne voulez pas changer la situation, n'est-ce pas ?

– Parce que ces relations ne sont pas si profondes... Peut-être est-ce juste une phase ? En bref, je ne les regrette pas.

– Si elles ne vous regrettent pas, nous encore moins. Sacrifiez ces relations.

– Mais on m'a dit qu'ils allaient montrer un film ! Sur l'avenir. Pourquoi ne m'ont-ils pas montré ?

– Il y a toutes sortes de films ici. Certains sur l'avenir, certains sur le passé... et pour vous, nous montrerons le présent. Allumez, regardez.

– Oh, c'est moi ici ! Mon Dieu, est-ce vraiment moi ? C'est impossible. Je prends soin de moi.

– Eh bien, c'est votre âme projetée à l'extérieur.

– Quoi, comme ça ? Les épaules affaissées, les lèvres ternes, les cheveux en désordre, les yeux gris...

– C'est ainsi que les gens apparaissent toujours quand leur âme pleure...

– Et ici, qui est ce garçon ? Si mignon... regardez, comme il se blottit contre moi !

– Vous ne le reconnaissez pas ? C'est votre mari. C'est sa projection d'âme.

– Mon mari ? C'est absurde ! Il est un adulte.

– Mais dans son âme, il est un enfant. Et il se blottit contre vous comme contre sa maman...

– Mais c'est ainsi dans la vie aussi. Il se blottit, il pleure !

– Donc ce n'est pas vous qui vous blottissez contre lui, mais lui qui se blottit contre vous ?

– Eh bien, depuis l'enfance, j'ai appris - une femme doit être forte, sage, déterminée. Elle doit diriger la famille et guider son mari dans la bonne direction !

– C'est vrai. Une mère forte, sage, déterminée dirige son mari - le petit garçon. Elle console, elle chérit, elle prend en pitié, elle pardonne. Et vous, que voulez-vous ?

– C'est très intéressant. Mais je ne suis pas sa mère, je suis sa femme ! Et ici, sur l'écran... il est si coupable, il court chez sa maîtresse encore une fois, et je l'aime toujours !

– Bien sûr, c'est comme ça que ça se passe souvent : le petit garçon joue dans le bac à sable et rentre à la maison. Chez maman. Il se blottit, tout en pleurant contre son tablier...

– D'accord, le film est fini. Il est temps de mettre fin à notre rencontre. Allez-vous sacrifier votre amour ? Avez-vous changé d'avis ?

– Et l'avenir ? Pourquoi ne me montrez-vous pas l'avenir ?

– Vous n'avez pas d'avenir. Avec une telle situation présente, votre petit adulte s'enfuira. S'il ne va pas chez une autre femme, il ira vers la maladie... Ou simplement nulle part. Il trouvera un moyen de s'échapper de sous la jupe de maman. Il veut grandir, vous savez...

– Que dois-je faire alors ??? Pourquoi devrais-je me sacrifier ?

– C'est à vous de décider. Peut-être que d'être une mère vous plaît beaucoup ? Encore plus qu'être une épouse ?

– Non ! J'aime être une épouse aimée !

– Eh bien, les mamans aussi sont souvent aimées. Très souvent même. Alors quoi ? Êtes-vous prête à sacrifier pour que ce que vous avez soit préservé, et que votre mari reste ainsi un petit garçon ?

– Non... Non prête. J'ai besoin de réfléchir.

– Bien sûr, bien sûr. Prenez le temps de réfléchir.

– Et donnerez-vous des conseils ?

– Avec plaisir.

– Dites-moi quoi faire pour que mon mari... grandisse ?

– Eh bien, arrêter d'être une maman. Regardez en vous et apprenez à être une femme. Passionnée, désirée, mystérieuse, séduisante. Qui veut offrir des fleurs et chanter des sérénades, et non pas pleurer sur son sein doux.

– Vraiment ? Vous pensez que ça aidera ?

– Cela aide habituellement. Mais si ça ne marche pas – revenez ! Vos relations avec votre ami sont merveilleuses et nous les prendrons volontiers. Vous savez combien de gens dans le monde rêvent de telles relations ? Alors si vous décidez de les sacrifier pour les autres – faites-le !

– Je vais y penser...

Le numéro 853 sort du cabinet, serrant fortement ses relations contre sa poitrine. En sanglots d'excitation, le numéro 854 entre dans le bureau.

– Je suis prête à sacrifier mes intérêts, juste pour que maman ne soit pas fâchée.

Les portes se ferment. Dans le couloir, les gens marchent, pressant contre eux leurs désirs, leurs opportunités, leur carrière, leurs talents, leurs capacités, leurs rêves – tout ce qu'ils sont prêts à sacrifier volontairement…

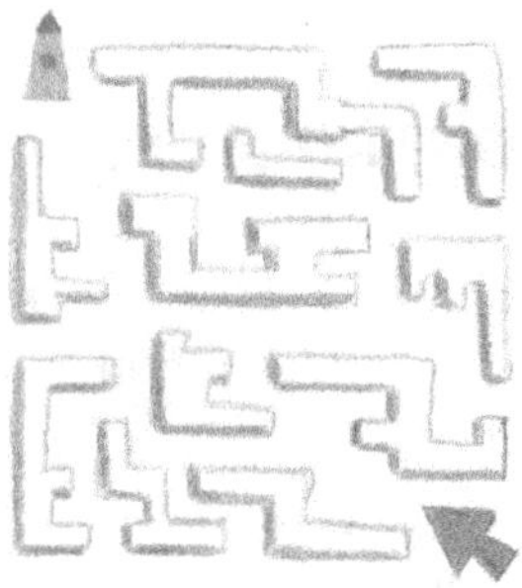

ANALYSE ET EXPLICATION THÉRAPEUTIQUES

Comment sortir du triangle dramatique (le triangle de Karpman)

Nous voulons tous vivre mieux, sans exception. Même ceux qui semblent tout avoir doivent avancer dans une direction ou une autre. Car c'est le développement, la croissance, et sans eux, la vie sur Terre perdrait tout sens.

L'évolution de la souffrance et du plaisir

Tout semble très simple : trouvez ceux qui vivent mieux, apprenez d'eux, suivez leur exemple, et le développement est garanti. Mais au lieu de suivre ce plan très clair, nous avons beaucoup plus tendance à envier, à nous énerver, plutôt que d'apprendre. Heureusement, ce n'est pas le cas pour tout le monde. Il y a des gens qui, lentement mais sûrement, montent les marches de l'évolution personnelle, et cette théorie détaillée est spécifiquement destinée à eux.

Le premier palier de l'évolution est décrit par le psychiatre Stephen Karpman – c'est son célèbre TRIANGLE DE DRAME :

VICTIME–PERSÉCUTEUR (CONTROLEUR)–SAUVEUR

Ce n'est pas tout à fait le premier palier, mais on pourrait dire qu'il est encore plus bas – moins un. Donc, sur une échelle négative, comme sur la colonne du thermomètre, c'est en dessous de zéro. Et le développement ne se produit qu'au-dessus de zéro.

VICTIME

La personne qui choisit inconsciemment ce rôle principal se sent impuissante et peu capable. Il recherche quelqu'un pour s'occuper de lui, le réconforter, le sauver ou prendre des décisions pour lui (cela peut être le Sauveur ou le Persécuteur).

Elle se voit comme constamment souffrante, inacceptable et injustement punie, bien qu'elle se batte pour les autres, oubliant elle-même, toujours prête à se sacrifier en espérant que quelqu'un d'autre comprendra et appréciera ou se sacrifiera pour elle.

Une personne de type Victime :

- Ne prend pas soin d'elle-même,
- Ne se défend pas,
- Ne définit pas ses limites ;
- Ne sera jamais sauvée, aussi fort que le Sauveur essaie ;

- Répond souvent aux conseils reçus par : « Oui, mais... »

Le cri de ralliement principal de la Victime : « La vie est imprévisible et pleine de malheur. C'est une souffrance avec laquelle je ne peux pas composer. »
Les émotions de la Victime sont la peur, la douleur, la culpabilité, la honte, l'envie. Elles se manifestent dans le corps sous forme de tension constante, qui se transforme en maladies somatiques au fil du temps.

La Victime est périodiquement submergée par l'état dépressif, elle refuse de participer aux événements de sa propre vie, qui apportent des expériences (et si quelque chose de mal arrivait ?) et pourraient pousser à changer quelque chose dans la personnalité, à introduire quelque chose de nouveau. La Victime n'est pas prête pour cela, son monde est immuable et cruel, elle refuse de bouger ne serait-ce qu'un centimètre sur le côté.

La rigidité de la personnalité prédomine chez la Victime, bien qu'elle puisse être extérieurement éparse comme un écureuil dans une roue, être constamment occupée et fatiguée.
Mais l'Âme est venue dans ce monde pour se développer, donc s'arrêter - ce n'est pas son choix. L'Âme souffre, donc dans cette immobilité de la Victime, dans sa dépression, il n'y a pas de repos. L'Âme exige le mouvement de l'intérieur, mais la Victime ne le permet pas. Et alors cette lutte interne épuise la personne, elle perd des forces. « Comme je suis fatigué de tout, » nous entendons souvent dire la Victime.

PERSÉCUTEUR (Contrôleur)

La personne qui choisit ce rôle inconsciemment se sent souvent coupable, brûlant de honte mais très forte et juste. Il, pour se débarrasser de la culpabilité et du sentiment d'impuissance, blâme les autres et cherche à punir ceux qu'il estime mériter.

Une personne de type Persécuteur :

- Souvent se laisse tromper par l'illusion qu'elle peut totalement contrôler la situation (elle essaie maladroitement de se contrôler elle-même) ;
- Elle se réjouit du sentiment de pouvoir sur quelqu'un d'autre, sur le monde entier ;
- Essayant d'imposer ses règles de vie aux autres ;
- Est souvent trop dure envers elle-même (perfectionnisme) et envers les autres ;
- Il est difficile de l'aimer, bien qu'il puisse être aimant et attentionné.

Le cri de ralliement principal du Persécuteur : « La vie est dure et impitoyable, et pour rester en vie, il faut être impitoyable. » Les émotions du Persécuteur sont la colère, la jalousie, l'agressivité, le ressentiment. Elles se manifestent dans le corps sous forme de douleurs, de tensions musculaires, de maladies inflammatoires, de problèmes cardiovasculaires.

Le Persécuteur est souvent tourmenté par l'insatisfaction, il est déçu des gens, de lui-même et de la vie en général. Et si quelqu'un de mieux que lui apparaît quelque part, le Persécuteur ne dort pas tranquillement jusqu'à ce qu'il soit détruit ou au moins dévalorisé. Mais comme cela ne réussit pas toujours, cela signifie qu'il doit continuer à faire des efforts, ce qui épuise rapidement.

Et l'Âme est venue dans ce monde pour se développer, alors s'arrêter, c'est inacceptable. Le Persécuteur souffre, donc dans cette immobilité, cette agressivité non dirigée, dans cette recherche de proie, il n'y a pas de repos.

L'Âme exige le mouvement de l'intérieur, mais le Persécuteur ne le permet pas. Et donc cette lutte interne épuise la personne, elle perd des forces. « Comme je suis fatigué de tout, » nous entendons souvent dire le Persécuteur.

SAUVETEUR

Un tel individu lutte contre la colère et l'injustice. Il :

- Est habitué à ignorer ses propres besoins et à assumer la responsabilité des destinées des opprimés et des humiliés ;
- En sauvant les autres, il se sent nécessaire et valorisé. Cela lui donne l'occasion de recevoir de la reconnaissance, de ressentir sa propre valeur, de la satisfaction et de la confiance en soi ;
- Se sent précieux uniquement lorsqu'il aide les autres. Il espère secrètement que quelqu'un viendra le sauver un jour. Il agit dans l'espoir de coopération, voulant que les autres satisfassent ses besoins ;
- Cherche à devenir indispensable pour éviter la solitude ;
- Se sent souvent trahi, exploité, et accuse les autres d'ingratitude. Sa position incite les autres à se sentir Victime ou Persécuteur ;
- Cherche à sauver la Victime, compatit avec le Contrôleur. Pour le Sauveur, le Contrôleur est aussi une victime. La Victime veut être reconnue et comprise.

Les émotions du Sauveur sont la douleur due à son manque d'estime, la pitié, la culpabilité de ne pas avoir pu sauver, la colère contre le Contrôleur.

Le Sauveur regrette la Victime car elle est faible, petite et incapable de se débrouiller seule. Le Contrôleur est également un pauvre diable car il porte tout le poids sur ses épaules... Il faut l'aider aussi, car qui d'autre que le Sauveur pourrait le faire ? Chaque opération de sauvetage aboutit à une croissance de l'ego du Sauveur : « Sans moi, vous seriez tous perdus ! » Il regarde avec fierté la Victime, le Contrôleur et le monde entier. C'est le moment de son triomphe – l'un des rares moments positifs qui existent dans ce triangle. Mais la seule pensée qui domine l'esprit du Sauveur est : « Comme je suis désolé pour vous... »

Le flux d'énergie est perturbé : le Contrôleur donne à la Victime. Le Sauveur donne à la Victime. Mais la Victime ne donne pas car elle n'a rien. Il n'y a pas de cercle énergétique, et le système s'effondre.

Le Sauveur ne comprend pas que les changements, même s'ils semblent tragiques au premier abord, signifient le développement. Ils doivent être acceptés et non combattus.

Dans ce triangle de drame, il n'y a pas de relâche, car la vie est si dangereuse ! Il se passe toujours quelque chose, quelque chose qui fait perdre pied. À ce stade, les gens commencent à tomber malades tôt, à chercher des sauveurs externes (des médecins). Malheureusement, même ces sauveurs sont constamment critiqués et blâmés par leur Contrôleur intérieur : « Ils ne guérissent pas correctement. Le système de santé n'est bon pour personne ! » Et la Victime intérieure se plaint toujours de la façon dont tout est mauvais.

Dans les relations avec les proches, dans la famille, ces personnes occupent généralement fermement l'une des positions. Par exemple, un mari-Victime – il est bon parce qu'il gagne peu d'argent, et il essaie de réprimer le sentiment de culpabilité. L'épouse – Contrôleur (Persécuteur) – elle lui donne toujours des instructions et lui dit qu'il a tort. Mais quand le mari boit trop, l'épouse se transforme en Sauveur et le sauve de l'alcoolisme ou du moins de la gueule de bois.

Le mari aussi marche dans ce triangle. La plupart du temps, il est la Victime, mais quand il boit, il peut commencer à harceler sa famille comme un Persécuteur, puis sauver, en rachetant sa culpabilité avec des cadeaux et des bonbons.

Autre exemple : la mère-femme, qui a toujours été Contrôleur ou Sauveur, devient Victime et commence à tomber malade. Personne ne l'aime en tant que Contrôleur, mais maintenant, probablement à la fin de la deuxième moitié de sa vie, quand il n'y a plus de force pour résister aux maladies, peut-être même l'amour sera réussi, suscitant la compassion de ses proches.

Un enfant, qui était contrôlé par sa mère, était la Victime, se transforme en Sauveur – il s'occupe de sa mère malade et se sent enfin bon et important.

 # Le triangle de Karpman est un espace pour les manipulations.

Lorsque nous sommes dedans, nous ne pouvons ni nous avouer ni aux autres ce que nous voulons vraiment. Pourquoi ? Parce que nous avons été « enseignés » à vivre pour les autres et croyons fermement que ces « autres » nous rendront la pareille. Vivre autrement, c'est-à-dire chercher notre bonheur personnel, sans l'aide des autres, est interdit par notre « foi ». Foi en les parents, les enseignants – peuvent-ils tous avoir tort ensemble ? Oui...

Les parents et les enseignants dans l'enfance sont de vrais Contrôleurs (Persécuteurs). Ainsi, ils sont aussi manipulateurs, car l'un ne va pas sans l'autre. Ils sont eux-mêmes dans ce triangle de souffrance. Ils apprennent aux enfants à être confortables mais pas libres. Un enfant libre aux yeux du père-manipulateur est une vraie torture. Il est toujours en train de s'immiscer dans la vie de ses parents, dans le but de tout gâcher là-bas. C'est ce qu'ils pensent, car il veut toujours manger, dormir, se promener et communiquer à des moments inopportuns. Ainsi, pour les parents – Contrôleurs, un bon enfant est celui qui reste assis dans un coin sans se mêler des affaires des adultes, ne pose pas de questions, mange ce qu'on lui donne, étudie bien, en un mot, ne pose aucun problème.

À votre avis, quand se produit la première suppression ? C'est précisément au moment mémorable où l'enfant dit : « Je le ferai moi-même ! », et que la mère ou le père ne lui permet pas de s'exprimer. Par exemple, pour manger seul. Parce qu'il va salir la nourriture, tacher ses vêtements et qui devra nettoyer tout cela ? Les parents. La mère–Contrôleuse ne veut certainement pas nettoyer et devenir une Victime qui doit tout gérer seule, il est donc préférable pour elle de contrôler. Lorsque l'enfant grandit et ne peut plus être contrôlé par la force, les manipulations se poursuivent différemment : « Ne fais pas ça, ça blessera maman. » L'enfant a de la peine pour sa mère et, au lieu de se réaliser et de réaliser ses propres désirs, il devient son Sauveur.

Cela semble bien sûr mieux que la position de la Victime, car l'enfant commence à sentir sa propre force et son pouvoir : « Wow, je suis puissant, je peux faire en sorte que maman soit triste ou qu'elle ne le soit pas... Je suis vraiment dur. » Et comme il aime sa maman, même s'il va à l'encontre de ses propres sentiments, il choisit d'être gentil et de ne pas rendre sa mère triste. Le temps passe, il grandit, et maman commence à exprimer des reproches : « Pourquoi es-tu si dépendant ? » Mais quand aurait-il pu devenir indépendant, si toutes ses initiatives étaient étouffées dès qu'elles émergeaient, dès la racine ?

Bien sûr, le père– Contrôleur (Persécuteur) ne le réalise pas, il est fermement convaincu que tout ce qu'il fait, c'est pour le bien des enfants : il essaie de les protéger, met un oreiller pour que la précieuse progéniture ne se blesse pas dans ce monde dangereux et ne s'entraîne pas dans des nœuds. Il ne réalise pas que c'est justement l'expérience réelle que l'enfant ne pourra pas acquérir de cette manière.

Toutes les révolutions adolescentes sont une tentative de sortir de la position de la Victime. Même si c'est une résistance « cruelle et sanglante », quitter la maison, mettre fin à une relation, cela conduit néanmoins au développement, et non à la dégradation.

Dans le cadre du premier, c'est-à-dire du triangle dramatique, il est difficile de rêver de franchise et de sincérité, car les gens y ont une peur mortelle de montrer leurs véritables besoins ou leurs sentiments accablants. Il n'y a même pas de discussion sur la responsabilité de sa propre vie. Pour toutes les malheurs et les émotions négatives, quelqu'un d'autre est toujours à blâmer. La tâche est de trouver ce coupable et de le blâmer. C'est ainsi que la culpabilité est évitée et que l'on peut de nouveau se considérer comme bon.

Il est important de comprendre que la tâche principale de ces positions est la validation de soi, lorsque l'amour est « gagné » : la Victime dit : « Je le fais pour vous » ; le Sauveur dit : « Je le fais pour vous !» ; le Contrôleur affirme : « Après tout, je le fais pour vous ! » – et personne n'admet honnêtement que tout cela est en fait « pour soi-même ».

Tous bénéficient quelque peu de la présence dans ce triangle : elle crée une illusion de concentration, de proximité, de communion, chacun prend un sac d'émotions fortes, le droit de ne pas résoudre ses propres problèmes et de blâmer un autre, se sent nécessaire, irremplaçable, important.

Le Sauveur a grandement besoin de la Victime (il partage ses ressources, valorise le rôle de la Victime comme une quête) et du Persécuteur (il donne un sens à la vie de la Victime).

Le Contrôleur a besoin de la Victime pour projeter son impuissance, libérer la tension et trouver un coupable.

Le désespoir de la situation réside dans le fait que personne ne peut gagner l'amour, car chacun est concentré sur lui-même et ne voit pas les autres. Et l'humour réside dans le fait que tout cela se passe non seulement à l'extérieur, mais aussi à l'intérieur. Nous sommes chacun à la fois Contrôleur, Victime et Sauveur. Et à l'extérieur, c'est simplement un reflet, se déplaçant vers les autres.

Pour échapper à ce cercle vicieux, à ce triangle marqué par le manque, où il y a si peu d'énergie, il est important d'écouter nos véritables désirs. Quels sont-ils ?

La Victime veut s'affranchir et faire ce qu'elle veut, et non ce que lui dicte le Contrôleur.

Le Contrôleur voudrait se détendre et que tout se passe de lui-même, afin qu'il puisse enfin se reposer.

Le Sauveur rêve que tout le monde puisse se débrouiller par lui-même et qu'il n'ait rien à sauver, afin qu'il puisse se détendre et penser à lui-même.

D'un point de vue moral, de la société, tout cela semble égoïste. Cependant, d'un point de vue individuel, c'est le chemin direct vers le bonheur personnel. Parce que le bonheur réside là où nos besoins personnels sont réalisés.

Il peut sembler que si ces trois états, au lieu de se combattre à l'extérieur, commencent à coopérer davantage entre eux à l'intérieur de nous-mêmes, cela serait une façon plus constructive de procéder. Cependant...

Si le Contrôleur intérieur cesse de blâmer les autres à l'extérieur, mais commence à attaquer la Victime intérieure (« Je suis coupable de tout, je ne peux jamais prendre de décision juste, je suis un lâche désespéré, incrédule et faible ! »), la Victime peut ne pas résister suffisamment et tomber dans la dépression, car elle comprend vraiment que c'est vrai.

Alors le Sauveur lève la tête et dit quelque chose comme : « Les autres sont encore pires, mais moi, dès lundi, je vais commencer une nouvelle vie – je vais faire du sport, me ranger, ne pas être en retard et être gentil avec mes proches. Tout ira bien pour moi. » La nouvelle vie dure quelques jours ou semaines, mais il manque rapidement d'énergie pour mettre en œuvre toutes les bonnes idées et décisions. Bientôt, tout revient à la situation de départ, c'est-à-dire sur les mêmes rails. Un nouveau cycle du « cercle vicieux » (du triangle) commence : le Contrôleur persécute la Victime : « Encore toi, comme toujours, inutile, irresponsable, bon à rien... » et ainsi de suite. C'est le même dialogue intérieur, dont il est enseigné à se débarrasser dans toutes les écoles de méditation et de développement personnel.

Oui, tous nos problèmes du monde extérieur sont d'abord résolus à l'intérieur de nous-mêmes. Cela commence lorsque nous prenons la décision de changer le scénario.

Échapper au triangle dramatique est entravé par le faible niveau d'énergie, et de l'énergie est nécessaire pour mettre en œuvre les décisions. Comme le triangle est très fermé, ses ressources sont très limitées, et aller vers le monde extérieur est effrayant et dangereux. Chaque personnalité a toujours des ressources limitées, qui s'épuisent rapidement, en particulier dans ces luttes internes entre les trois états.

Le corps humain ne peut pas supporter ces luttes et tombe malade, puis meurt rapidement. Dans des conditions optimales, le corps est conçu pour une vie plus longue. Ainsi, nous vivrions plus longtemps si nous n'étions pas entraînés dans ce triangle de souffrance. C'est l'Enfer véritable. Pas quelque chose après la mort, mais ici et maintenant, si nous sommes constamment la Victime, le Contrôleur ou le Sauveur.

Dans le « triangle de Karpman envoûté » vit un enfant blessé, et peu importe son âge – dix ou soixante-dix ans – il peut ne jamais grandir

On peut ainsi se débattre toute sa vie à la recherche d'une issue, mais ne jamais la trouver. Rester dans ce triangle.

Comment s'en échapper ?

Tout d'abord, vous devez vaincre vos propres schémas – les habitudes comportementales, puis vous permettre de devenir « mauvais » pour les autres (« des égoïstes sans cœur qui vivent seulement pour eux-mêmes », comme le dit le Blâmeur). Cette nouvelle façon de vivre (pour soi-même et non pour les autres) peut vraiment briser les relations avec les proches, causer de nombreux problèmes au travail et parmi les amis et les connaissances. Cela peut détruire toute votre vie habituelle. Donc, pour échapper à cette sécurité ennuyeuse mais prévisible, il faut beaucoup de courage.

Donc, il est important de :

- Voir que vous êtes un acteur du triangle dramatique, comprendre et réaliser votre rôle principal, car c'est par lui que vous vous engagez le plus souvent dans ce jeu ;
- Abandonner tous les rôles immédiatement ;
- Prendre une position d'observateur et ne pas se laisser entraîner dans le jeu ;
- Ne rien sauver (aider et sauver – des choses différentes) ;
- Ne pas faire pour les autres ce qu'ils peuvent faire eux-mêmes ;
- Ne pas respecter plus de 50 % de l'accord ;

- Évaluer sa capacité à aider quelqu'un d'autre : est-ce que je veux aider, est-ce que j'ai le temps, est-ce que je suis assez compétent pour cela. Si au moins une réponse est « non » et que vous aidez quand même, cela signifie que vous vous engagez dans un jeu de manipulation ;
- Ne pas s'impliquer dans des relations étrangères ;
- Ne pas attendre quelqu'un pour résoudre ses propres problèmes ;
- Ne pas chercher de coupables, essayer de voir et de nommer uniquement les faits ;
- Ne pas essayer de régler la vie des autres ;
- Prendre la responsabilité de soi-même – de ses besoins, sentiments, pensées, réactions, actions, de son impuissance et de la douleur que nous infligeons parfois aux autres.

Nous choisissons ce que nous pensons et comment nous agissons. Tout ce que nous faisons, nous le faisons de notre propre volonté, personne ne nous force.

Celui qui en a assez de cette existence sans but a la possibilité de trouver en lui-même des forces. Surmonter la culpabilité, la peur et l'agressivité. Ce n'est qu'avec d'énormes efforts qu'il peut passer à un nouveau niveau. Parce que c'est là que commence vraiment sa vraie vie.

Où pouvons-nous aller en sortant du Triangle de la Drame ?

Le deuxième triangle, où il y a beaucoup moins de souffrance et beaucoup plus de pouvoir, est le suivant :

HÉROS – PHILOSOPHE (INDIFFÉRENT) – PROVOCATEUR

Essentiellement, il s'agit d'une transformation en opposés : la Victime devient un Héros, le Contrôleur – un Philosophe (Indifférent), et le Sauveur – un Provocateur (Motivateur). Nous savons que dans l'échelle des calculs, de moins un en montant vers le haut, moins devient plus. Ainsi, la polarité change.

C'est probablement le moment le plus difficile de l'évolution – passer de moins à plus. Il y a peu de forces et l'inertie tire vers le bas, en arrière. C'est comme si on devait tourner à 180 degrés à pleine vitesse (après tout, la vie ne s'arrête jamais !) et commencer à avancer dans la direction opposée. L'environnement résistera également à ce changement : il s'accrochera aux mains et aux pieds, tirera, suscitera des sentiments de culpabilité – juste pour que la libération ne réussisse pas.

Toute la psychothérapie est destinée à ce processus : guérir l'enfant intérieur blessé qui vit à l'intérieur du Triangle de la Souffrance. Et parfois, marcher sur ce chemin peut durer toute une vie.

À l'extérieur, les signes de ce changement sont les suivants :

- La personne ne se laisse pas manipuler, mais exprime et satisfait ses propres besoins ;
- Elle ne fait plus les volontés des autres et ne poursuit pas les objectifs étrangers – même lorsque différentes tentatives sont faites pour l'impliquer en utilisant des sentiments de culpabilité, de peur, de pitié et de ressentiment, – mais à chaque fois elle se pose des questions : « Est-ce que j'en ai besoin ? Quel sera le résultat et qu'est-ce que j'en retirerai ? Que puis-je apprendre si je fais ce qu'on me demande ? » Et s'il ne trouve pas de raisons

suffisantes pour le faire, il ne le fait tout simplement pas.

La tâche principale du Héros est de se comprendre lui-même et le monde qui l'entoure. Ses émotions principales : intérêt, passion, fierté du succès, inspiration pour agir. En cas d'échec – tristesse et regret. Ennui, si une période d'inaction prolongée se prolonge. Les sentiments de culpabilité sont étrangers au Héros, et s'ils apparaissent, cela signifie que le Héros a régressé et est revenu à sa position précédente de Victime.

Ce terme, « Héros », est utilisé parce que ce développement est en fait aussi difficile et exigeant que l'héroïsme. Il faut constamment vaincre ses croyances antérieures, les abandonner pour pouvoir avancer. Après tout, l'action peut être réalisée à la fois dans le monde extérieur et intérieur. C'est pourquoi il est difficile de reconnaître à première vue le Héros devant nous. Il est mieux vu par ses émotions et par la manière dont il s'engage dans ses propres sujets, ou s'il avance.

La détente, la compréhension et l'acceptation des résultats de son propre comportement se produisent lorsque le Contrôleur se transforme en Philosophe. C'est l'opposé du Contrôleur (vous vous souvenez du Triangle de la Drame).

Le Contrôleur persécute, vérifie, donne des instructions, tandis que le Philosophe accepte toutes les actions du Héros, peu importe les résultats. Il est également important de noter que loin de tous les exploits du Héros seront réussis. L'inspiration infinie du Héros peut non seulement irriter les autres, mais aussi lui-même, parfois assez douloureusement – physiquement et émotionnellement. Il peut « se couper beaucoup de bois », vérifiant passionnément les limites de ses capacités, et donc tout son environnement sera contraint de se réorganiser et de souffrir. C'est pourquoi le Héros a besoin du Philosophe et de son attitude détachée.

Le Philosophe, calme et posé, regarde tout de manière détachée, certain que tout ce qui lui arrive est pour le mieux. S'il ne réussit pas, il a quand même acquis de l'expérience, et elle est souvent plus importante et précieuse. C'est à ce moment-là que l'attitude envers l'Ego se transforme. C'est là que vient la compréhension que les désirs de l'Ego – « manger bien, dormir bien et vivre de façon à faire envie aux autres » – doivent changer sur le chemin du développement personnel. Il est normal que ce chemin soit parsemé d'obstacles, et qu'Ego souffre fortement pendant ce processus – c'est aussi normal.

Le Philosophe ne nie pas les souffrances de son propre Ego, ce qui lui permet de mieux se comprendre. Même si tout le monde autour de lui le critique et le blâme (« beurk, pourquoi as-tu fait ça »), il maintient le principe : « Si ça me dérange, alors j'en avais besoin, et ce n'est pas votre affaire. »

Ce comportement peut être interne, non affiché, mais parfois très public, déclaré ouvertement, devenant ainsi une source supplémentaire de fierté personnelle.

C'est typique de celui dont le Héros a une énergie adolescente et un excès de protestation. Cela en dit aussi long sur la maturité : plus nous ne sommes pas matures, plus nous voulons nous confronter au monde juste pour l'énergie de la dispute elle-même. Une personne mature accomplit ses exploits non pour quelque chose (pour maman, pour le patron, pour le gouvernement, etc.), mais parce qu'elle le veut elle-même. Bien sûr, les désirs peuvent coïncider avec ceux de la société, mais ils peuvent aussi leur être opposés. La société n'est pas un critère très fort pour décider quand une personne monte les marches de son évolution personnelle.

Le rôle du Philosophe dans cette sous-personnalité est d'analyser et de tirer des conclusions. Si le Héros échoue, le Philosophe évalue ses actions et détermine ce qui doit être fait différemment, mieux. Et si le Héros veut le répéter, il le fera en tenant compte des conclusions du Philosophe. Souvent, une fois que les leçons sont tirées, il n'est plus nécessaire de répéter l'action – le désir de le faire disparaît, la leçon est apprise, et on peut passer à autre chose.

La troisième sous-personnalité dans ce triangle est le Provocateur (Motivateur). C'est l'opposé du Sauveur

Le Philosophe voit la situation dans son ensemble, comme d'en haut, tandis que le Provocateur cherche constamment une direction – comme une cible. Il vise, choisissant la bonne direction et l'objectif pour le Héros. Et alors seulement, il commence à provoquer (irriter) : « Quoi, trop faible ? » ou à motiver, montrant les avantages qu'on peut en tirer, l'honneur qui attend après avoir accompli cet exploit.

Le Provocateur ne s'engage ni dans l'analyse de la situation ni dans l'évaluation de ses propres capacités. C'est le travail du Héros lui-même, et aussi du Philosophe. La tâche du Motivateur est de donner une direction. C'est la sous-personnalité la plus instable de toutes les trois, car elle ne permet souvent pas au Héros de se concentrer et de terminer les tâches commencées. Il y a beaucoup d'enthousiasme et de curiosité enfantine : « Que se passera-t-il si... ? » Elle est très chaotique et dynamique.

Contrairement au Triangle de la Drame, où la Victime ne pouvait pratiquement pas résister au Contrôleur, ici le Héros a beaucoup de liberté. Il peut toujours refuser les propositions du Provocateur ou reporter leur mise en œuvre. Si la personnalité du Héros est suffisamment mature, il ne se précipite pas pour agir immédiatement. Il répond d'abord à la question « et si ? », et autant que possible, il modélise les possibilités de la situation future, prévoyant les difficultés. Il se prépare, et donc ses actions ont plus de chances de réussir. Chaque fois qu'il acquiert une nouvelle expérience, le Héros monte les marches du développement.

Le Provocateur explore constamment le monde – c'est sa nature naturelle ; il cherche des domaines inconnus, développant ainsi, bien sûr, en se familiarisant, en élargissant son horizon. Cependant, se développer, bien sûr, ne peut pas se faire simultanément en profondeur et en largeur, donc cette période n'est pas encore la maturité – c'est une adolescence active et saine.

La tâche est d'élargir, de se connaître, de connaître ses possibilités et le monde où l'on peut s'exprimer. L'accent est mis sur « moi », car parler de soi à l'environnement, au monde, est encore trop tôt. Et pourtant, comparé au Triangle de la Dramaturgie, ici les émotions et le sentiment général ont déjà beaucoup changé – ils sont plus proches de l'auto-réalisation et du bonheur.

Malheureusement, il semble que la plupart des habitants de notre planète existent dans ce « moins un » – le Triangle de la Dramaturgie. C'est pourquoi nous sommes souvent en désaccord avec les Héros, les Philosophes et les Provocateurs. Bien que ces sous-personnalités Et cela semble assez égoïste, mais leur énergie est bien meilleure. Dans ce triangle, l'individu ne s'arrêtera plus, il avancera et sa vie sera intéressante.

Les personnes qui vivent ces états alternent périodiquement entre tension et détente, et comme elles répriment beaucoup moins leurs émotions (idéalement, elles ne les répriment presque pas car elles sont actualisées), il n'y a pas besoin de souffrir.

Parfois, des choses désagréables arrivent au corps, mais principalement par imprudence : ce sont des blessures, des surchauffes, des rhumes, la fatigue et d'autres effets secondaires des « actes » imprudents.

Énergie masculine et féminine

Il est facile de remarquer les différences de genre dans les sous-personnalités du Triangle du Héros. Contrairement au Triangle de la Dramaturgie, ces énergies ne sont pas strictement « attachées » aux sous-personnalités.

Dans le Triangle de la Dramaturgie, cela ressemble à ceci :

- Le Contrôleur, même s'il s'agit d'une épouse ou d'une mère, est l'énergie masculine (facteur, organisée, directrice et judiciaire).
- La Victime – (obéissance, patience, exécution des ordres) – est l'énergie féminine, même s'il s'agit d'un homme ou d'un fils.
- Le Sauveur peut être de deux énergies : masculine, lorsqu'il agit activement, et féminine, lorsqu'il se contente de compatir et de consoler, mais ne fait rien d'autre.

Dans le Triangle du Héros :

- Le Héros est masculin lorsqu'il agit activement et féminin lorsqu'il accepte intérieurement la situation : c'est l'exploit intérieur (« comment vais-je m'adapter à de nouvelles circonstances et pourrai-je être heureux ? »).
- Le Philosophe a également les deux types d'énergie : la partie féminine accepte les conséquences sans culpabilité ni regret, comme les changements environnementaux après les exploits du Héros. La partie masculine analyse les erreurs, tire des conclusions, recueille de l'expérience et l'utilise ensuite pour grandir et évoluer.

- La partie masculine du Provocateur dit : « fais-le », tandis que la partie féminine dit : « ressens-le ». D'une manière ou d'une autre, les deux types d'énergie offrent une présence de qualité, s'il y a un équilibre entre elles.

Pourquoi le Héros est-il l'antipode de la Victime et le premier échelon de l'évolution de la personnalité ?

Il faudrait maintenant se tourner vers l'histoire de la mythologie. Les héros sont les enfants communs des dieux et des mortels. Leur tâche est d'accomplir des exploits. Leur objectif principal est de devenir des dieux. Et certains d'entre eux (dans la mythologie grecque) ont été admis par les dieux sur l'Olympe. Que cela signifierait-il dans les interprétations modernes ?

L'homme naît, et sa tâche est de se rapprocher de Dieu, voire de devenir comme lui. C'est pourquoi il doit d'abord devenir un Héros, celui qui accepte les défis de la vie. Il pourrait avoir de la chance s'il est persévérant, courageux et attentif – il aura les qualités qui l'aideront à atteindre ses objectifs. Qui atteint toujours ses objectifs ? Qui ne fait jamais d'erreur et ne rate jamais sa cible ? Ce n'est pas pour rien qu'on dit : « Il fait ça comme un dieu. » Seul un dieu ne fait jamais d'erreur et atteint toujours son objectif. Donc, le Héros s'efforce de devenir un dieu, de devenir semblable à son père – pas un être humain, mais un dieu (un archétype). En d'autres termes, la meilleure version de l'homme.

L'étape intermédiaire entre la Victime et le Héros est l'Aventurier. Il montre plus d'initiative que la Victime et possède de nombreuses caractéristiques du Héros : il est courageux, déterminé, sait survivre aux échecs et en tirer des leçons. Il est donc facile de le confondre avec le Héros.

Cependant, ils ont une différence essentielle : l'Aventurier attend le succès extérieur, tandis que le Héros se fie uniquement à lui-même. Ainsi, les succès de l'Aventurier sont des coups de chance ou des affaires astucieuses ; il aime moins faire et plus recevoir, prendre plus qu'il ne donne, il croit fermement en la chance, qui devrait lui tomber dessus ou il se fixe pour objectif d'attraper cet oiseau de la chance par la queue. Il est donc douteux que l'on puisse parler de répartition équitable et adéquate de l'énergie dans le cas de l'Aventurier.

L'Aventurier comprend qu'il n'est ni honnête, ni prudent, ni calculateur. Il envie souvent secrètement ceux qui possèdent de telles qualités et respecte ceux qui les ont. L'Aventurier essaie de naviguer dans des eaux plus larges, risquant d'être pris par des poissons plus gros que lui.

Cependant, il comprend parfaitement que les principaux atouts sont là-bas et, se fiant à son ingéniosité, espère gagner le pot d'or. De plus, c'est là qu'il y a toujours quelque chose à apprendre des plus forts. Une aventurière est une courtisane de haut rang qui aide ses amants à se débarrasser de leur argent, sans rien donner en retour.

La vie de l'Aventurier est pleine d'aventures, il vit comme dans son propre monde, c'est pourquoi il n'est respecté ni par les Héros ni par les Vainqueurs. Il n'est pas non plus aimé des Victimes, mais plutôt par jalousie. Son charme peut vraiment être envié. C'est en se couvrant de ce charme que les Aventuriers restent attachés à cette sous-personnalité toute leur vie, sans passer à une autre étape supérieure. Dans la littérature, ils sont magnifiquement représentés par des personnages tels que Ostap Bender ou le comte de Cagliostro.

Pour gravir les échelons de l'évolution, il faut comprendre que l'échange d'énergie est nécessaire, et que la philosophie du succès, malheureusement, est éphémère, et que le fromage gratuit n'est qu'une illusion.

Les personnes vivant dans un autre triangle sont des adultes matures. Ceux qui possèdent 90 % des ressources mondiales, bien que leur nombre sur Terre ne représente que 10 %. C'est le triangle du Vainqueur.

VAINQUEUR–PENSEUR– STRATÉGE

Le Héros se transforme en Vainqueur, le Philosophe en Penseur et le Provocateur en Stratège.

Les émotions fondamentales du Vainqueur sont l'inspiration et l'enthousiasme. Pour le Penseur, c'est la tranquillité et la bienveillance. Et c'est seulement à cette étape que l'homme peut méditer, se libérant définitivement du dialogue intérieur. Aucun effort particulier n'est nécessaire à cela – la tranquillité vient d'elle-même, car à cette étape du développement de la personnalité, il n'y a plus rien à craindre. Dans le monde des Vainqueurs, il n'y a rien à améliorer, tout est déjà bien. Il y a beaucoup d'énergie ici, et elle ne peut pas rester longtemps au même endroit.

Le Penseur génère des idées et les envoie au Stratège. Le Stratège ressent le bonheur rien que parce qu'il a son activité préférée – réfléchir à un projet intéressant, et il reste satisfait de lui-même lorsqu'il le réalise. La joie, la satisfaction, l'inspiration sont ses émotions de base.

Dans ce triangle, l'homme crée généreusement, il n'y a pas de place pour la pénurie ni pour la peur. Là où vivent les Vainqueurs, le Monde est merveilleux mais pas statique. Il évolue, et la tâche du Vainqueur est d'être un participant actif à cette évolution.

Le Vainqueur s'épanouit dans de nombreux domaines, il ne craint pas de perdre quelque chose (contrairement au Héros, qui a « hérité » des restes de la peur du Contrôleur). Dans le monde du Vainqueur, tout est suffisant et le sera toujours, donc sa créativité est comme un jeu, et il n'a pas besoin de se blâmer ou de se juger. Le Vainqueur se connaît déjà, ainsi que le monde qui l'entoure, comme un enfant connaît sa collection de jouets. Il invente constamment de nouvelles choses, se réjouit du processus et est fier des résultats.

Le but de l'énergie masculine est d'agir et de créer quelque chose de nouveau. Le but de l'énergie féminine est de faire la même chose, mais dans le monde intérieur.

Le Vainqueur de nature féminine (pas nécessairement du sexe féminin) est un Enchanteur, un Mage. Il n'a pas besoin d'agir dans le monde extérieur, il crée à l'intérieur, et cela se matérialise. Pourquoi et comment ? Beaucoup de choses ont été écrites à ce sujet, mais on ne peut le comprendre qu'en observant et seulement en étant soi-même un Vainqueur. Sa devise « Pour obtenir quelque chose, je dois simplement le désirer » n'est pas miraculeuse, mais très prosaïque. Ils vivent ainsi.

Le Vainqueur apprécie le processus de création – à la fois externe et interne. Il apprécie la vie, l'échange d'énergie, le fait étonnant que l'homme est vraiment un Créateur et le centre de son propre Monde. C'est la principale récompense de cette étape.

Au fait, le Vainqueur n'est pas nécessairement un millionnaire, un oligarque. Il peut être une personne très modeste. L'essentiel n'est pas la quantité de ressources, mais la compréhension intérieure qu'il y a toujours assez. S'il a besoin de quelque chose, il l'obtiendra, tout ce dont il a besoin est là et toujours à portée de main : les bonnes personnes, l'aide, les objets, les événements. Cela sonne mystiquement, mais la croyance intérieure de l'homme lui donne cette normalité et cette banalité.

Le Penseur est une sous-personnalité de nature féminine. Elle absorbe le Monde et engendre des idées.

Le Stratège est une sous-personnalité masculine. Il dirige, crée des plans, indique où obtenir les ressources nécessaires.

À cette étape, la tension se répartit intuitivement. Il n'est pas nécessaire de souffrir si l'individu spécifique correspond parfaitement à l'archétype, c'est-à-dire s'il n'y a pas d'affaires héritées des triangles précédents. En réalité, cela arrive assez rarement. Une personne réussie et épanouie dans la créativité ou les affaires peut « perdre pied » dans ses relations, ou vice versa.

Par exemple, le Vainqueur peut tomber amoureux d'une « femme inappropriée », et s'il n'y a pas d'équilibre dans ses relations, son intuition peut le tromper – cette femme sera une Victime. Il peut commencer à la « sauver » et à la « guider », voulant l'attirer à son niveau de développement (c'est-à-dire au troisième triangle). Et, bien sûr, ce plan est voué à l'échec : il tombe lui-même dans le premier triangle, et maintenant l'ancienne Victime commence à le contrôler, exigeant activement de l'attention. S'il prend cela pour de l'amour, il devient lui-même une Victime, et la femme devient un Contrôleur (Persécuteur).

Un autre exemple vient du Héros, dont l'enfance a été difficile. Après avoir acquis de grandes ressources (par exemple, en devenant président du pays), sa colère accumulée le rend cupide et l'empêche de servir les autres avec toute son essence. Ce scénario, bien sûr, se termine par un échec. Tôt ou tard, le Vainqueur tombe dans la position de Victime et est contraint de se cacher, car ses anciennes victimes deviennent des persécuteurs.

Ainsi, la question importante est – en quoi le Héros diffère-t-il du Vainqueur ? Comment peut-on passer à un stade plus élevé ?

Le Héros est absorbé par lui-même – ses réactions et ses aventures. Le monde pour lui est comme un gymnase où il essaie de comprendre ses capacités et renforce ses faiblesses.

Le Héros est en fait égocentrique, même s'il peut sembler très amical et bienveillant envers les autres. Cependant, il est comme une coquille d'où peut émerger une personnalité mature, lorsque le moment sera venu. Personne ne sait combien de temps prendra cette préparation, peut-être toute sa vie... et il peut même ne jamais mûrir. Ou il peut naître et apporter au monde de nouvelles idées, de nouvelles façons de communiquer ou quelque chose de nouveau encore.

Qu'est-ce qu'une personnalité mature alors ? C'est un Créateur, le Créateur du monde.

La principale différence entre le Vainqueur et le Héros réside dans la création, le changement du monde. Ce n'est pas parce qu'il veut sauver, se vanter, s'enrichir, s'amuser ou amuser les autres, attirer l'attention, mais par le désir de créer. Faire ce que personne n'a jamais fait auparavant. C'est une qualité divine qui se manifeste chez l'homme. Faire pour que cela soit fait. Peu importe la réaction des autres personnes. Le Vainqueur le fait pour créer sa propre énergie, et non pour être admiré par les autres.

Le Héros a besoin de rétroaction – d'être admiré. Le Vainqueur sait lui-même qu'il fait tout bien. Parce qu'il ne peut pas mal faire, son subconscient accepte absolument que « tout ce qui arrive est pour le mieux », et la critique des autres ne le perturbe pas.

Dans le troisième triangle, au niveau du Vainqueur, les énergies masculines et féminines se rejoignent. Même lorsque le monde entier est contre lui, la personne se soutient et ne cède pas sincèrement à la critique de son environnement (contrairement au Héros et au Philosophe, qui ont plus de démonstration que de sincérité : « Vous ne m'aimez pas, mais je m'en fiche »), le Vainqueur est autonome et indépendant. Par la loi de l'attraction, le Vainqueur attire autour de lui des personnes qui le reflètent, donc les relations dans le triangle du Vainqueur sont beaucoup plus heureuses qu'ailleurs. Ceux qui sont des Victimes ou même des Héros et regardent les Vainqueurs « d'en bas » pensent que l'amour est « acheté ». Cependant, dans ce triangle, le bonheur est favorisé par l'acceptation de soi et la réalisation de soi.

Une femme Vainqueure peut avoir n'importe quel type d'homme : le Vainqueur le reconnaîtra en elle, le Héros sera béni, et la Victime perdra même son goût du bonheur.

Un homme occupant la position de Vainqueur peut également approcher n'importe quelle femme sur cette Terre, et il lui sera difficile de lui dire « non ». À ce stade, l'intuition est si bien développée que même si on ne veut pas se rapprocher de ceux avec qui ça se passera mal. Donc, chaque choix est généralement le bon. Et ce n'est pas de la chasse aux trophées.

Le Vainqueur et la Vainqueure sont le roi et la reine dont le royaume se porte très bien. Le peuple est satisfait, l'économie prospère, et il y a toujours de la place pour les Héros pour accomplir des exploits. Et si le passé des Vainqueurs est propre (n'ayant pas d'héritage des triangles précédents), ils ne tomberont jamais des hauteurs de leur propre olympe personnel.

Le Vainqueur et le Héros – ce couple est moins fort et stable. Le Vainqueur regardera toujours le Héros avec un certain mépris. Le Héros s'engagera dans des exploits, les dédiant à l'autre partie, mais tous les exploits ne se terminent pas par succès, donc il y a une possibilité de dégringolade assez grande. Dans ce couple, le Vainqueur peut descendre d'un cran et accepter toutes les déceptions de son élu en tant que partie féminine du Héros.

Le Vainqueur et la Victime – c'est un couple totalement invivable. Si le Vainqueur est un homme et la Victime est une femme, alors c'est généralement l'archétype de l'esclave, qui a été invitée dans les chambres pour sa beauté. Sa tâche est de suivre le chemin féminin du Héros, en acceptant le Vainqueur entièrement, sans conditions, ainsi que ses trahisons, sa rudesse, son agression et autres défis émotionnels. Elle peut exiger des compensations sous forme d'attention – de biens matériels, de garanties, de sexe, de voyages. Cependant, avec le temps, les sentiments du Vainqueur refroidiront, et le divorce sera inévitable. Ce sont des personnalités trop éloignées l'une de l'autre. Il est possible de surmonter une différence d'un seul échelon en s'accordant, mais franchir deux échelons est déjà très difficile.

D'ailleurs, la comparaison se fait « de haut en bas » : le plus fort devient plus faible, et non l'inverse. La gravité fonctionne également dans les processus spirituels, donc descendre est plus facile que monter. La question suivante est de savoir qui est plus fort dans le couple. Le Vainqueur ou le Héros finira par tirer des leçons de ses échecs plus tôt que son partenaire Victime.

Dans cette perspective, l'analyse du conte de fées « Cendrillon » est intéressante. Il est aussi attrayant pour les Victimes, car elles y voient un espoir pour elles-mêmes : de servante à princesse. Formidable. Mais en réalité, les Victimes comprennent mal ce conte de fées, car Cendrillon n'a jamais été une Victime.

Elle a simplement suivi le chemin féminin du Héros de manière responsable et humble – en acceptant. Sa marâtre n'était pas un Contrôleur, mais un Motivateur (ou Provocateur), encourageant à apprendre et à développer de nouvelles qualités.

Une fois le chemin parcouru et après avoir passé tous les tests, accumulé l'expérience nécessaire, des aides sont apparues (la fée marraine), qui l'ont aidée à passer au niveau de Vainqueur et à devenir princesse. La fée était aussi en quelque sorte un Provocateur, car elle lui proposait de s'opposer à sa marâtre et de prendre des risques, et le risque est une action de l'énergie masculine.

Si Cendrillon avait vraiment été une Victime, au lieu de gérer avec succès des tâches difficiles, elle aurait inutilement utilisé son énergie à leur résister, serait constamment malheureuse, se plaindrait et serait secourue par un Sauveur (peut-être même la même fée ou le prince). Le Sauveur exige toujours une récompense et se transforme en Contrôleur. La fée aurait pu devenir la marâtre, car elle aurait demandé de la gratitude, et le Prince l'aurait mise dans une « cage dorée », et ce serait déjà un tout autre conte de fées...

Une femme Vainqueure et un homme Victime – c'est la même situation. Cependant, dans la société, c'est moins tolérable : un tel homme est appelé un « macho ». Si un homme Héros cherche l'amour de sa femme Vainqueur, alors il est un chevalier sur un cheval blanc. Et c'est déjà un tout autre archétype, soutenu par la société. Sur le fond de ses exploits et du rayonnement de l'amour de sa femme, il pourrait même devenir un Vainqueur. De tels cas sont connus.

Dans les relations de couple, les lois sont strictes : Dans le triangle de la Dramaturgie, la souffrance prédomine, tandis que dans les deux autres, il y a de la diversité, mais aussi du BONHEUR. Si un personnage du triangle le plus bas apparaît dans le couple, c'est un conflit. Bien sûr, le conflit est parfois nécessaire, c'est le chemin du Héros. Si le Vainqueur rencontre la Victime et en tombe amoureux, celle-ci commence immédiatement à exprimer des reproches : « Pourquoi n'as-tu pas fait le lit ?» ; « Pourquoi es-tu en retard au travail ? ». Il doit choisir soit de l'accepter comme un Héros, soit de se débarrasser d'une femme aussi agaçante qu'une mouche. Chaque décision a sa propre direction de développement. Il n'y a pas de réponses prévues à l'avance, car nous sommes tous différents et avons des besoins différents. Il ne faut pas oublier que même le Vainqueur peut avoir certains « défauts » : à son époque, étant encore un Héros, il n'a pas appris ses leçons. C'est pourquoi la vie nous met toujours au défi, nous provoque à finir ce que nous avons commencé, ce qui entrave l'échange d'énergie et l'équilibre.

Les lois des relations entre partenaires de triangles différents sont les mêmes : pour que la cohabitation soit confortable, les personnalités doivent correspondre énergétiquement – être au même niveau de développement. Ainsi, le partenariat reste toujours dans le même triangle pour les personnes qui s'y trouvent. La Victime aura toujours quelque chose à dire au Sauveur ou au Contrôleur, voire même à une autre Victime. C'est le principe de la complémentarité. Les émotions peuvent varier, mais tous parleront le même langage.

En revanche, il scra plus difficile pour le Héros avec la Victime. Par exemple, imaginez :

Victime : Tout va mal, ma vie est si difficile...

Héros : Tout peut être changé, il suffit de faire un effort et d'arrêter de se plaindre.

Le Héros parle de ce qu'il fait lui-même, et cela lui convient, il le partage sincèrement, tandis que la Victime peut le soutenir en tant que Contrôleur, se vexer et interrompre la conversation. Si la conversation se poursuit malgré tout, les conseils ultérieurs seront à peu près les suivants :

Héros : Va à la salle de sport, fais de l'exercice, tu gagneras de l'énergie, tu te sentiras mieux.

Victime : De quoi tu parles ? Je n'ai même pas assez d'argent pour survivre, alors pourquoi irais-je à la salle de sport ?

Ensuite, le Héros peut tomber dans le rôle du Sauveur et prêter de l'argent. C'est un scénario tout à fait inapproprié, car la Victime ne remboursera pas l'argent, il est également peu clair si elle l'utilisait à bon escient et elle ne montrerait certainement pas la gratitude attendue par le Sauveur. Cela ne conduit certainement pas à des relations saines.

En restant dans son propre triangle, le Héros peut impliquer le Philosophe et dire quelque chose de similaire à « oui, c'est difficile, mais il faut bien s'en sortir, n'est-ce pas ? », et dans ce cas, il donne à la Victime la possibilité de décider quoi faire.

Il y a une autre sous-personnalité que le Héros peut utiliser en interagissant avec la Victime. C'est le Provocateur. Que peut répondre le Provocateur aux plaintes de la Victime ? Par exemple, quelque chose comme : « Oui, c'est triste, ta vie est comme ça, mais je ne vois pas d'autre issue que de continuer à te lamenter... » Et, pour aggraver les choses, il pourrait ironiquement suggérer où trouver une corde fiable qui ne se romprait pas au moment nécessaire. Et bien sûr, cela peut blesser profondément la Victime, mais aussi étrange que cela puisse paraître, c'est la seule façon de sortir cette personne du triangle de Karpman. Le Provocateur dit à la Victime sans détour : « Bouge ou change quelque chose dans ta vie. »

Il est presque insupportable pour la Victime de communiquer avec le Héros si celui-ci ne tombe pas dans l'état de Sauveur. Et le Héros est complètement désintéressé par la Victime. Il évite la conversation en parlant de ses exploits, ce qui irrite encore plus la Victime (elle n'est certainement pas enchantée de cela). Écouter les plaintes de la Victime est ennuyeux et sans intérêt.

Le Héros peut poursuivre la communication uniquement par humanité, surtout s'il s'agit d'une amitié de longue date, mais il serait plus utile pour les deux si la Victime reconnaissait volontairement que le Héros est son enseignant. Et si elle utilisait ses conseils, commençant ainsi à sortir progressivement de ce triangle négatif.

La même chose se produit entre le Vainqueur et le Héros. Si le Héros apprend du Vainqueur et continue de le respecter en communiquant avec lui, soit cette communication reste, soit elle est condamnée à se rompre. Même si c'est une amitié depuis l'école.

Est-il possible de naître Vainqueur ?

Non, absolument pas. Même si une personne est née dans une famille de Vainqueurs, elle devra quand même suivre son propre chemin de Héros. Vouloir accéder immédiatement au trône, c'est comme se réveiller à vingt ans en voulant être un enfant de trois ans. C'est impossible. Il faut apprendre beaucoup de choses, et la distance est énorme. Personne ne peut faire ce travail pour vous.

Cependant, un enfant né dans une famille de Vainqueurs a de très grandes chances de devenir lui-même un Vainqueur, car ses parents n'étoufferont pas son énergie et son initiative. Ils auront suffisamment de ressources (intellectuelles et physiques) pour donner à l'enfant des tâches qui l'aideront à monter plus rapidement à un niveau plus élevé. Ils ne prétendront pas non plus et ne lui imposeront pas leur fidélité aux « valeurs familiales », car cela ne leur est pas nécessaire. Ils apprécient la liberté et sont prêts à la donner aux autres, en l'occurrence, à leurs enfants.

Est-il possible de ne jamais devenir une Victime ?

Pour répondre à cette question, il faut décrire un autre triangle, appelé le niveau zéro.

Le niveau zéro est rencontré entre de petits enfants et très peu d'adultes qui n'ont pas « plongé » au niveau de la Victime, mais n'ont pas eu le courage de devenir des Héros non plus. Cela ressemble à ça :

IMPULSION – ACTION – ÉVALUATION

À ce stade, l'Ego n'est pas encore formé, donc ces termes ne sont pas des sous-personnalités mais plutôt des caractéristiques. L'action ne signifie pas encore l'acteur. L'énergie commence par l'impulsion vers l'action, et l'évaluation des résultats se forme encore car la pensée se forme.

À cet âge (jusqu'à trois ans), les enfants vivent dans un certain monde paradisiaque et ne savent pas encore faire la distinction entre « bien » et « mal ». Toute impulsion, sans aucune censure, se transforme immédiatement en action. Les émotions coulent librement, il n'y a pas de réserve ou de blocage d'énergie dans le corps. L'enfant ne peut pas encore beaucoup réfléchir aux conséquences de ses actions car la pensée n'est pas encore formée. C'est pourquoi l'enfant change facilement de direction : de l'observation des insectes à jouer avec des jouets, puis à sa mère, à la nourriture, etc.

S'il tombe, se cogne, se brûle ou rencontre de toute autre manière un environnement douloureux, son évaluation le mémorise et allume un « voyant rouge » à cet endroit pour reconnaître où ne pas aller. C'est ainsi que se fait la connaissance du monde – en accumulant la première expérience. Selon certaines statistiques, à cette période (jusqu'à trois ans), l'homme absorbe jusqu'à quatre-vingt-dix pour cent de toutes les informations disponibles dans son environnement.

Pendant ce temps, les parents (ou les soignants) fournissent à l'enfant les conditions nécessaires pour survivre et se développer. Leur tâche n'est pas de prendre la responsabilité de l'évaluation de l'enfant, car cela lui enlèverait la possibilité de constituer sa propre base d'expérience. Si les parents prennent toutes les décisions pour l'enfant et lui dictent strictement (« Ne monte pas, tu vas tomber... Ne bois pas, tu vas geler... Mâche bien, tu vas t'étouffer... » et ainsi de suite), cela lui inculque une peur de vivre, ce qui peut le pousser, de la position zéro, à descendre plutôt qu'à monter et à choisir de devenir un Contrôleur.

La répression des activités libres pendant l'enfance, lorsque la connaissance du monde se produit, forme la Victime.

Si l'enfant, en tant que système auto-organisateur, passe d'une expérience à l'autre, sa personnalité voyage et commence son chemin de Héros vers le positif, plutôt que le négatif, se donnant progressivement des tâches plus difficiles. Une telle personne a toutes les chances, jusqu'à l'épanouissement de ses forces (30-40 ans), de pleinement réaliser son potentiel.

Le premier triangle de Karpman se transmet comme un virus de génération en génération, lorsque les enfants d'hier, en élevant leurs propres enfants, répètent les mêmes erreurs : la restriction, le contrôle et la manipulation.

INTUITION

Dans le premier triangle, il y a incroyablement de problèmes d'intuition. Les peurs internes (du Contrôleur, du Sauveur, du Persécuteur) sont perçues par la personne comme des intuitions. L'intuition ici est plus une création de situations négatives, de peurs et de moyens de se protéger. À ce niveau, le but de la personne est de survivre. Autrement dit, la défense est primordiale. La personnalité s'accroche de manière hystérique à certaines de ses limites, et l'intuition sert à cela.

Dans le triangle du Héros, la situation est meilleure. Plus les sous-personnalités du triangle sont claires, plus les signaux intuitifs le sont également. Cependant, ce chemin n'est pas facile, au contraire – pour se connaître soi-même et comprendre le monde, – et c'est là le but du Héros, – des difficultés sont nécessaires.

Le Vainqueur possède une bonne intuition : une connaissance précise de ce qu'il faut faire, peu d'erreurs, ce qui renforce sa confiance en lui. Son « pressentiment » ne le déçoit jamais. L'objectif stratégique ici est la créativité, qui ne survient pas par désir de faciliter la vie, mais à cause d'un excès d'énergie.

À quoi ressemble une entreprise dans le triangle de la Dramaturgie ? Un patron strict – le Contrôleur (Persécuteur) ; les subalternes – les Victimes ; le syndicat – le Sauveur. L'entreprise fonctionne mal, les ressources sont faibles. Lorsque le patron ne surveille pas, les subalternes ne travaillent pas ou travaillent mal, sans passion.

Dans le deuxième triangle (du Héros) de l'entreprise : le directeur – le Héros, les chefs de département – également des Héros. Une concurrence féroce à l'intérieur et à l'extérieur. Les Victimes travaillent aux postes les plus bas et, tant qu'elles restent dans le triangle négatif, elles n'ont aucune chance de progresser dans leur carrière.

Dans le troisième triangle de l'entreprise : le propriétaire de l'entreprise – le Naviguant ; les personnages du deuxième triangle – aux postes de direction principaux. Le Héros – directeur de production, le Provocateur (Motivateur) – directeur créatif, les Philosophes (presque sans mélange du Neutre) – analystes, le département des ressources humaines, la comptabilité. On peut également rencontrer des Victimes et des Contrôleurs ici – par exemple, dans la sécurité, aux échelons les plus bas et dans des postes peu rémunérés.

Vous pouvez regarder autour de vous : qu'y a-t-il en abondance ? (Famille, travail, amis). Si vous voyez des Victimes, des Contrôleurs et des Sauveurs – la vie est probablement assez désagréable, et il est temps de faire quelque chose à ce sujet. Même si vous pensez être au-dessus de tout cela, votre environnement reflète toujours qui vous êtes, alors réfléchissez-y.

Si vous voyez des Héros, des Provocateurs et des Neutres (Philosophes) autour de vous – vous êtes intéressé et compliqué, votre vie est pleine d'expériences et de passion... Et les Navigants ne lisent pas de tels articles, car pour eux, tout va déjà très bien.

Et enfin – un autre niveau dont il ne faut pas se taire – c'est celui du Sage (l'Éclairé).

À ce niveau, il n'y a plus de sous-personnalités et de fonctions de partage. Il n'y a pas de buts, la simple existence est le but. Le Sage devient un avec le monde, ressentant sa perfection, car à ce niveau il n'y a plus de « bien » et de « mal », donc il n'y a pas de poussée pour passer d'un état à un autre.

Il peut également être occupé par une activité interne, mais en réalité, il est en paix absolue à l'intérieur. Être près de lui fait du bien à tout le monde, sa simple présence a un impact sur le monde environnant et sur les gens.

Il y a peu de Sages, mais ils sont faciles à reconnaître, même lorsqu'ils ne font rien. La lumière qu'ils émettent attire les autres, ils veulent simplement être à côté, comme pour puiser dans cette lumière.

C'est une personne qui s'est réalisée, qui s'est acceptée avec sa nature divine. Les Sages changent le monde sans même bouger le petit doigt, simplement en changeant leur état intérieur. Cependant, ils n'interviennent pas souvent dans le cours des événements car ils voient la perfection du monde, que les autres ne voient pas.

Il ne faut pas se presser pour devenir un Sage, cela ne fonctionnera pas. C'est un état qui viendra naturellement, comme une étape naturelle, ou ne viendra jamais. Il y a l'opinion selon laquelle « nous y serons tous » – si ce n'est pas dans cette vie, alors dans la suivante. Et chacun à son rythme.

Directions de mouvement à différents stades

Le triangle de Karpman – c'est le mouvement de « mal » à « moins mal ».

Le triangle zéro – un mouvement chaotique, un résultat non évalué. L'objectif n'est pas conscient, mais il existe – c'est l'accumulation d'expérience.

Le triangle du Héros – mouvement de « mal » à « bien ».

Le triangle du Naviguant – c'est le mouvement de « bien » à « meilleur ».

Le Sage n'a pas besoin de bouger, c'est un état de tranquillité ; l'individu retourne à nouveau au niveau zéro – au niveau de la non-évaluation, mais de manière consciente.

Que votre voyage sur l'échelle de l'évolution soit couronné de succès !

COMPRÉHENSION

Ma belle-mère est tombée malade et est décédée une semaine plus tard. Nous avons pris mon beau-père chez nous – heureusement, nous avions de la place. Ma belle-mère avait un chien – ce n'était pas un chien, mais plutôt une sorte de créature noire et poilue incompréhensible. Malheureusement, nous l'avons aussi pris. Il mâchouille tout, mord les enfants, grogne contre moi, salit partout, et il faut le promener à deux. J'ai fait venir des dresseurs de chiens et payé une fortune pour qu'ils nous apprennent comment gérer ce chien, mais sans aucun résultat… On m'a dit qu'il serait plus simple de l'euthanasier… Mon beau-père, en apprenant cela, a décidé que si le chien devait mourir, alors ce serait aussi son tour. Nous avons donc laissé les choses en l'état. Les enfants passent l'été en jeans et pulls à manches longues pour cacher les morsures, car ils ont pitié de leur grand-père.

À l'automne, le chien est devenu complètement fou, sauvage, et a commencé à se ronger la peau et à hurler. Il s'est avéré qu'il avait besoin d'être tondu. Nous avons visité tous les salons de toilettage pour chiens, mais aucun n'acceptait un chien aussi agressif. Finalement, des experts nous ont recommandé un maître-toiletteur…

Je l'ai amené. Je l'ai tiré à l'intérieur. Le chien se débattait comme un fou. Une jeune fille mince est venue. Je lui ai dit qu'il n'y avait pas de limite de prix, que si nécessaire, elle pouvait utiliser des sédatifs, mais de le prendre (je pensais même qu'il pourrait mourir à cause des sédatifs, car je n'avais plus de force). Elle a pris la laisse de mes mains, m'a dit de revenir exactement à 18 heures, et est sortie calmement avec le chien.

Je suis revenu comme convenu. Je vois cette jeune fille mince qui coupe les poils des pattes d'un chien impressionnant. Le chien se tenait sur la table, droit, fier, immobile, tenant une balle orange en caoutchouc dans la bouche. J'étais stupéfait.

Ce n'est que lorsqu'il a jeté un regard oblique vers moi que j'ai compris que c'était mon chien. Et la fille m'a dit :

– Je vais vous montrer comment brosser les dents du chien et couper ses griffes. Là, je n'ai pas pu me retenir – quelles dents ?!

Je lui ai raconté toute l'histoire telle qu'elle était. Elle a réfléchi un instant et a dit :

– Vous devez comprendre sa situation. Vous savez que sa maîtresse est morte, mais lui ne le sait pas. À son avis, vous l'avez volé dans la maison de sa maîtresse en son absence et le retenez de force. De plus, le grand-père est également triste. Et comme le chien ne peut pas s'échapper, il fait tout pour que vous le chassiez de la maison. Parlez-lui comme à une personne, expliquez-lui tout, calmez-le.

J'ai mis le chien dans la voiture et je suis allé directement chez ma belle-mère. J'ai ouvert la porte, c'était vide, l'air était vicié, évidemment, personne n'y vivait plus. Je lui ai tout raconté et montré.

Le chien écoutait. Il ne semblait pas convaincu, mais il ne grognait plus contre moi. Je l'ai emmené au cimetière, lui ai montré la tombe. Ensuite, l'ancien voisin de ma belle-mère est venu, il visitait les tombes de ses proches. Nous

nous sommes salués, avons évoqué la défunte, le chien nous regardait et écoutait pendant que nous parlions. Et soudain, le chien a compris !

Il a levé la tête et a hurlé, puis s'est couché près du monument, le museau entre les pattes. Je ne l'ai pas pressé. Quand il s'est levé de lui-même, nous sommes allés à la voiture.

La famille ne reconnaissait pas le chien. Et même quand ils l'ont reconnu, ils n'en revenaient pas. J'ai raconté ce que la toiletteuse m'avait conseillé et ce qui en était résulté. Mon fils aîné, n'ayant pas encore fini d'écouter, a attrapé sa veste, les clés de la voiture, et a demandé l'adresse de la toiletteuse.

– Pourquoi as-tu besoin de son adresse ? – ai-je demandé.

– Papa, je vais l'épouser.

– Es-tu fou ? – dis-je. – Tu ne l'as même pas vue. Peut-être qu'elle ne te plaira pas.

– Papa, si elle a réussi à comprendre le chien, ne me comprendra-t-elle pas aussi ?

En bref, trois mois plus tard, ils se sont mariés. Maintenant, ils ont déjà trois petits-enfants.

Et le chien ? Fidèle, calme, obéissant, incroyablement intelligent pour son âge – il aide à les surveiller. Les petits-enfants lui brossent même les dents le soir…

On ne dit pas pour rien que les chiens sont fidèles et très intelligents. Et communiquer... Il faut parler et expliquer son point de vue à tout le monde, alors la vie devient bien meilleure.

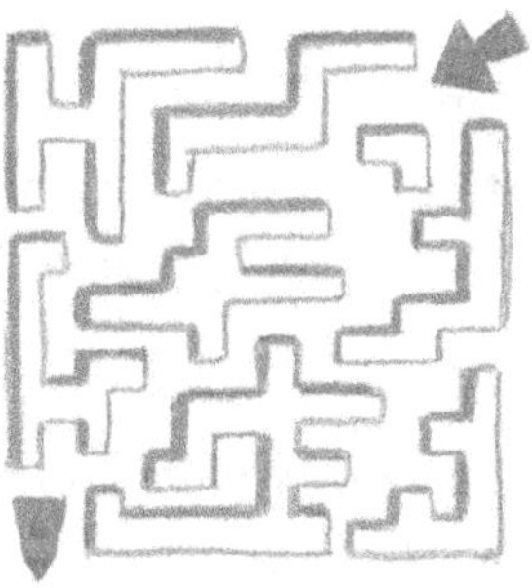

ANALYSE ET EXPLICATION THÉRAPEUTIQUES

Communication efficace

La communication est bien plus que des mots ou des informations, c'est le partage de pensées et de sentiments. Il n'y a pas d'autre moyen de savoir ce que ressent une autre personne que de parler. Si nous ne parlons pas, nous ne pouvons que deviner les sentiments et les désirs de l'autre

Pour établir des relations proches, une communication efficace est essentielle.

Elle nécessite trois éléments :

- L'information (le message),
- Le transmetteur (le locuteur)
- Le récepteur (l'auditeur).

Expérience thérapeutique

Une jeune femme se plaint que son mari est un mauvais époux. Je lui demande pourquoi. Parce qu'il ne fait pas tel ou tel travail important à la maison. Mais lorsqu'on lui demande si elle lui en a déjà parlé, elle est surprise : pourquoi, ne le sait-il pas de lui-même ?

Nous sommes très différents. Peut-être qu'il n'a même pas pensé qu'il devait faire ces tâches ? Ou peut-être que cela ne lui semble pas si important ?

 # Parler est une forme de communication très importante mais pas toujours facile

Une conversation efficace

On dit qu'une femme prononce environ 40 000 mots par jour, tandis qu'un homme en dit moitié moins. Je ne sais pas dans quelle mesure cette statistique est exacte, mais stéréotypiquement, les femmes sont considérées comme plus bavardes. Cependant, parmi les deux sexes, il y a des taciturnes et des bavards.

Pourquoi les conversations sont-elles si importantes dans la famille ?

Par les mots, nous exprimons nos besoins et dévoilons nos sentiments. Pour beaucoup d'entre nous, c'est une tâche difficile qui demande beaucoup de courage. Dès l'enfance, nous apprenons à ne pas surcharger les autres avec ce qui nous fatigue, peut-être parce que nous n'avons pas été compris et que nous ne nous y attendons plus. Avec le temps, nous apprenons à réprimer les émotions qui surgissent ou même à ne pas les ressentir.

D'autres besoins importants – être écouté, être important – peuvent également être satisfaits lors de conversations sincères.

S'ouvrir, c'est devenir vulnérable, dévoiler tous les détails de sa vie, même les plus secrets, en ayant confiance qu'on sera accepté tel que l'on est, et non rejeté. Dans le mariage, garder des secrets engendre la méfiance et éloigne les partenaires l'un de l'autre.

Voici quelques idées pour rendre les conversations dans votre famille plus efficaces :

Choisissez le bon moment

Même si vous souhaitez vivement partager vos sentiments, vos expériences ou des informations, il est important de ne pas surcharger votre conjoint au mauvais moment. Nous sommes tous parfois fatigués, confrontés à des échecs ou à des situations complexes, et il peut alors être vraiment difficile ou impossible d'écouter et de comprendre quelqu'un d'autre.

Il faudra peut-être attendre un autre moment, ou réfléchir à la façon dont nos mots peuvent nuire, blesser ou avoir un impact négatif – cela fait partie du prix de l'amour. Nous n'avons pas toujours besoin de dire toute la vérité en face, même si nous pensons bien faire, cela peut détruire des relations.

Il est très pertinent de s'abstenir lorsque l'un des conjoints est agacé par le comportement de l'autre, ou lorsqu'une question sensible se pose, ne pas se précipiter pour « s'arracher les yeux », mais réfléchir soi-même à la situation. Après un certain temps, l'autre conjoint commence généralement à parler de cela.

Faites des efforts

Rappelons-nous comment nous communiquions volontiers au début – nous ne nous lassions pas de nous poser des questions, de nous intéresser à tout, et les sujets de conversation ne manquaient pas. Si nous ne l'avions pas fait, nous ne nous serions peut-être même pas mariés. Pourquoi nous sommes-nous laissé submerger par les tâches ménagères ?

 # L'un des secrets d'une communication réussie est les questions

En posant des questions, nous montrons de l'intérêt et découvrons l'opinion et le ressenti de l'autre. Posons des questions sur tout : activités, santé, travail, succès et échecs, passe-temps, attentes, plans, idées, inquiétudes, joies, etc.

<u>Élargissez la liste des sujets de conversation.</u>

Cela nécessitera de la conscience. Souvent, nous travaillons dans des domaines différents, donc les conversations en famille tournent uniquement autour de la vie domestique, des enfants et des parents. Cependant, n'ayez pas peur de vous intéresser et d'essayer de comprendre les aspects professionnels de l'autre – cela élargira également vos horizons. Nous pouvons également inclure des expositions, des films, des répertoires de théâtre dans nos loisirs et en discuter, décider ensemble ce que nous aimerions voir.

<u>Profitez du temps passé à table.</u>

La table commune a toujours été considérée comme un lieu de discussion et de rassemblement familial. Autour de la table, divers accords sont passés, des contrats sont signés, des relations sont clarifiées. C'est donc l'endroit idéal pour les conversations. Manger ensemble était considéré comme une opportunité de renforcer les liens et l'amitié. Les mots « compagnie », « compagnon » signifient à l'origine « partager le pain ensemble ». Partager un repas, manger ensemble, est l'un des rituels de communication les plus importants dans le monde entier. Assis ensemble pour manger, les gens se confient leurs joies et leurs peines.

Exprimez vos sentiments, en particulier la joie.

Au début, cela peut être très difficile et inconfortable, mais c'est précisément dans le mariage et la famille que nous avons l'opportunité d'être acceptés sans critique, de recevoir compréhension et soutien. Encouragez-vous mutuellement à vous exprimer en demandant : « Comment te sens-tu par rapport à ce qui s'est passé ? Qu'en penses-tu ? Comment puis-je t'aider ? » Il est très important de d'abord essayer de comprendre l'autre, puis de se faire comprendre soi-même. C'est ainsi que nous nous aidons mutuellement à nous sentir plus libres et à parler ouvertement.

En famille, nous traversons différentes périodes, surmontons des défis et des pertes. Dans les moments difficiles, nous essayons souvent de nous retirer, de nous isoler ou de nous plonger dans le travail, niant ce que nous ressentons.

Si nous ne révélons pas nos expériences douloureuses et nos sentiments à notre conjoint, mais essayons de faire face seuls, nous commencerons à nous éloigner l'un de l'autre. Certains d'entre nous ont du mal non seulement à exprimer mais aussi à comprendre leurs propres sentiments.

En exprimant à temps notre tristesse ou notre inquiétude, nous nous donnons et donnons à notre conjoint la possibilité de créer des relations profondes et basées sur la confiance. Il est également important d'exprimer notre joie aussi souvent et aussi ouvertement que possible, comme nous l'avons promis lors de nos vœux de mariage, « pour le meilleur et pour le pire ».

Il faut montrer notre admiration, dire que nous aimons l'autre, ne pas prendre pour acquis tout ce qui est bien, remercier pour les repas préparés, les maisons rangées, les factures payées, etc. Ces choses doivent être apprises, car peu d'entre nous ont développé ces bonnes habitudes.

Écoute efficace

Le troisième élément d'une communication efficace est un bon auditeur. Peut-être est-ce pourquoi nous avons deux oreilles et une seule bouche.

Que notre interlocuteur nous écoute attentivement ou non détermine notre sentiment et donc nos relations. Comment me sens-je lorsque mon conjoint, à qui je raconte les événements les plus importants de ma journée, me regarde tout en étant absorbé par les réseaux sociaux sur son téléphone portable ? À quel type de personne voudriez-vous confier vos sentiments – un auditeur attentif ou distrait ?

Être écouté et compris est un de nos besoins humains fondamentaux, et s'il n'est pas satisfait, nous nous sentons seuls, abandonnés, rejetés.

Expérience thérapeutique

L'écoute en psychothérapie est le moyen de traitement le plus efficace, donnant à la personne la possibilité de verbaliser ses sentiments, ses pensées, de clarifier ses idées et de prendre ses propres décisions. Après avoir raconté à haute voix des événements qui provoquaient une grande anxiété et peur dans notre esprit, tout semble beaucoup plus simple, plus réaliste et moins significatif.

La plupart d'entre nous sommes de bons interlocuteurs, mais de mauvais auditeurs. Apprendre l'art de l'écoute peut parfois équivaloir à l'apprentissage d'une langue étrangère. Cela nécessite de l'empathie (se mettre à la place de l'autre), de la patience, de l'attention et de la bienveillance.

Écouter, c'est montrer son amour et son attention, révéler à l'autre combien il est précieux et important.

Expérience personnelle

Lors d'un séminaire que j'animais, une participante a avoué qu'elle aimait beaucoup parler et avait toujours quelque chose à dire. Cependant, consciente de l'importance de l'écoute, elle a cherché et trouvé une méthode qui l'a aidée à ne pas interrompre ses interlocuteurs. Elle a partagé sincèrement son expérience réussie : lorsqu'elle écoute, elle mord physiquement sa langue avec ses dents, ce qui l'empêche de s'ouvrir la bouche et de dire un mot. Essayez-le. J'ai essayé – ça fonctionne vraiment bien.

Les caractéristiques d'un mauvais auditeur

Vous avez probablement déjà rencontré quelqu'un qui vous interrompt constamment, qui, dès que vous commencez à raconter une histoire, intervient avant même que vous ayez fini et commence à parler de comment quelque chose de similaire ou même identique lui est arrivé, ou à ses connaissances.

Quand cela se passe entre amis, on peut aller boire une bière et ne pas y prêter attention, mais quand dans un couple, un ou les deux partenaires ne se permettent pas de parler en interrompant constamment, cela peut mener au divorce. L'interruption peut devenir une mauvaise habitude, particulièrement courante chez les personnes éloquentes. Ceux qui « respirent en premier » au début de la conversation et, bien sûr, ne mordent jamais leur langue.

De même, le Rassureur se comporte de manière similaire – il interrompt après quelques phrases et propose de « ne pas y prêter attention », de « se calmer », de « laisser faire » et ainsi de suite. Le Rassureur se calme en quelque sorte lui-même, convaincu que tout ira bien, car il ne permet pas à l'interlocuteur d'exprimer pleinement ses sentiments – tristesse, déception, inquiétude.

Si nous nous regardons de plus près, nous remarquerons comment nous commençons à donner des conseils avant même d'avoir pleinement écouté notre conjoint.

Le Conseiller est poussé par de bonnes intentions apparentes – le désir de résoudre le problème, mais en réalité – pour s'occuper plus rapidement de ses propres affaires. Cela montre indéniablement un manque d'attention et de sincérité véritable dans la relation.

Nous ne nous sentons pas écoutés lorsque tous nos sentiments exprimés sont expliqués de manière rationnelle par « le mauvais temps », « l'éclipse de lune » ou « la crise financière ».

Le Rationaliste se soucie de paraître intelligent mais pas d'être un auditeur attentif.

Une autre façon de ne pas écouter est de détourner la conversation vers un sujet plus intéressant, apparemment en trouvant des similitudes ou des différences particulières.

Le Détourneur commence à partager ses propres souvenirs et aventures, qui souvent ne correspondent pas du tout à ce dont parle l'interlocuteur.

Ne vous inquiétez pas si vous trouvez en vous-même les cinq traits d'un mauvais auditeur. Nous pouvons tous devenir de bons auditeurs – il suffit de vouloir et de faire des efforts. En reconnaissant nos erreurs, nous nous donnons la possibilité d'apprendre de nouvelles compétences.

Pour une communication efficace, le langage corporel est le plus important, suivi par le ton de la voix, et finalement seulement environ dix pour cent de ce que nous voulons transmettre se fait par les mots. Il est donc évident à quel point il est important de parler dans un endroit approprié, au bon moment, en étant aussi proches l'un de l'autre, en maintenant le contact visuel, en touchant et avec une intonation agréable.

Il n'est pas rare de dire que lorsque les gens se disputent et élèvent la voix, criant l'un sur l'autre alors qu'ils sont proches, ce n'est pas parce qu'ils ne s'entendent pas avec leurs oreilles, mais parce qu'ils ne s'écoutent pas avec leur cœur – leurs cœurs sont éloignés.

Les filtres qui empêchent l'écoute

- Forts sentiments. Ils semblent entamer une tout autre conversation dans notre tête, différente de ce que notre mari ou notre femme nous raconte. C'est comme le grésillement d'une radio quand on cherche la bonne fréquence.
- Les souvenirs nous font souvent dériver vers le passé, évoquent des sentiments passés, et il se peut que nous arrêtions complètement d'écouter, car notre attention s'est détournée.
- Les préjugés peuvent empêcher d'écouter, car ils suscitent des pensées formées par les parents, la société, etc.
- L'attitude envers certains domaines ou phénomènes à un fort impact et peut affecter la qualité de l'écoute (par exemple, les mots « argent », « enfants » ou « belle-mère »).
- Facteurs environnementaux : Ils peuvent aussi permettre ou empêcher de se concentrer et d'écouter. Il est difficile de se concentrer sur une conversation lorsqu'il y a du désordre ou beaucoup de bruit en arrière-plan (TV, radio, travaux non terminés).
- Manque d'intérêt : Lorsque nous ne nous concentrons que sur des questions qui nous

importent, sans tenir compte des intérêts de l'autre personne, cela conduit à un désintérêt et une « déconnexion ».

- Pensées centrées sur soi-même : Les associations dans notre esprit avec d'autres événements ou personnes peuvent nous distraire.
- Critique intérieure : Qui empêche d'écouter, mais encourage à corriger, perfectionner, enseigner.

Principes d'une écoute efficace

- Montrez de l'attention et n'interrompez pas : Laissez votre conjoint exprimer pleinement ce qu'il voulait dire. Le langage corporel est important, maintenez un contact visuel – ne vous occupez pas d'autres tâches.
- Essayez de vous mettre à la place de l'autre : Comprenez ses sentiments ; n'interrompez pas et ne posez pas de questions lorsqu'il tente de se concentrer et d'exprimer ses émotions.
- Reconnaissez les sentiments de l'autre : Après avoir écouté, répétez ce que vous avez entendu, sans approuver ni désapprouver, sans juger – cela montre que vous avez écouté.
- Distinguez ce qui est le plus important : Demandez ce que l'autre veut dire, attendez en silence pendant qu'il cherche ses mots, puis répétez ce qu'il a dit ; posez quelques questions appropriées pour aider à engager une conversation plus profonde et plus significative.
- Aidez à décider quoi faire ensuite : Demandez comment vous pouvez aider. Lorsque votre conjoint vous le dira, répétez encore une fois pour qu'il puisse entendre ses propres mots de la

bouche de quelqu'un d'autre – cela aide beaucoup à se clarifier.

- Demandez s'il y a autre chose à ajouter.

Des études sociologiques à long terme ont révélé que presque toutes les familles qui se séparent manquent de communication.

ENNEMIS

Les habitants d'un royaume croyaient fermement au destin, si bien que leurs tribunaux suivaient une coutume particulière : avant d'exécuter une condamnation à mort, le condamné devait tirer au sort son destin. Dans un sac, il y avait seulement deux papiers portant les inscriptions « Vie » ou « Mort ». Si le condamné tirait « Vie », il était gracié. S'il tirait « Mort », la sentence était exécutée immédiatement. Ainsi, chaque condamné avait une chance d'espérer une clémence jusqu'à la dernière minute, et les juges avaient une « opinion d'en haut » supplémentaire pour confirmer ou infirmer leur décision.

Un homme honnête commença un jour son entreprise. Il réussit bien, et comme cela arrive souvent, des personnes mal intentionnées apparurent avec sa réussite. D'abord, ils cherchèrent à le faire arrêter par des calomnies, puis à obtenir sa condamnation à mort. Sachant que le condamné avait encore une chance d'être gracié s'il tirait le papier « Vie », ils volèrent le sac avec les papiers et mirent à la place un second papier « Mort ». Ainsi, ces méchants ne laissèrent aucune chance de salut au malheureux – quel que soit le papier qu'il tirerait, il serait condamné à mort.

Cependant, l'homme honnête avait des amis qui, ayant appris la tromperie, contactèrent secrètement le condamné et lui conseillèrent de dénoncer l'affaire aux juges. Le sac avec les papiers devait être vérifié et la tromperie révélée.

Étonnamment, le condamné fut ravi d'apprendre la ruse de ses ennemis et demanda à ses amis de ne rien dire à personne, car cela le sauverait à coup sûr. Les amis pensèrent d'abord que le pauvre homme avait perdu la tête, mais il les convainquit et obtint d'eux une promesse de silence.

Le lendemain matin, lors du tirage au sort, le condamné fut libéré. Ni les amis ni les ennemis ne comprenaient comment il avait réussi à se sortir de cette situation apparemment sans espoir. Comment avait-il pu se tirer d'affaire ?

L'homme réussit en agissant de la sorte : dès qu'il tira le papier du sac, il l'avala rapidement. Les juges n'eurent d'autre choix que de vérifier ce qui était inscrit sur le papier restant dans le sac. Celui-ci portait l'inscription « Mort », ce qui fit conclure à tous que le condamné avait tiré « Vie ». Ainsi, les envieux ennemis, en voulant nuire, lui avaient involontairement offert la liberté.

 # N'oubliez pas, les envieux et les ennemis n'apparaissent pas parce que vous échouez ou vivez dans la misère. Si vous avez quelque chose qui suscite l'envie, c'est que vous êtes quelqu'un à envier. Toute personne talentueuse aura toujours autour d'elle des gens jaloux, simplement parce que les talents ne leur sont pas attribués

J'aime mes ennemis, car en me lançant des défis, vous m'avez aidé à découvrir mes forces et talents, à surmonter les difficultés et à mieux comprendre les gens.
(Sagesse orientale)

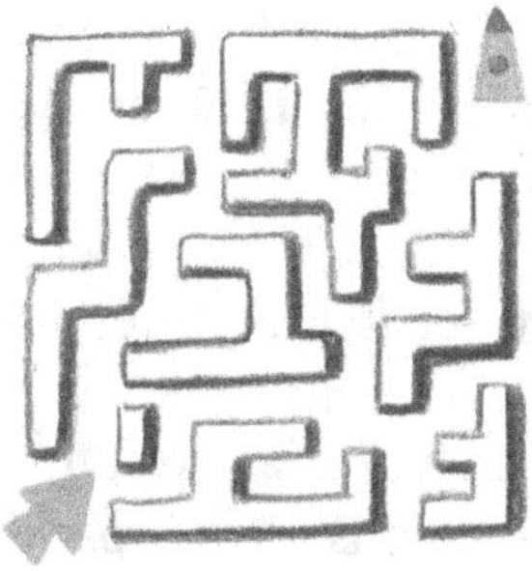

ANALYSE ET EXPLICATION THÉRAPEUTIQUES

Dis-moi qui sont tes amis et je te dirai qui tu es

La vie nous offre de nombreuses façons de mieux nous connaître et nous comprendre. L'une de ces façons est d'observer les personnes qui nous entourent, celles avec qui nous interagissons souvent ou rarement. Et bien sûr, notre partenaire de vie. Ainsi, pas besoin de chercher loin – la réponse est toujours à portée de main.

ILS SONT NOTRE MIROIR

Il existe de nombreuses théories sur la manière dont les personnes qui nous entourent nous reflètent. Chaque personne que nous rencontrons est, d'une certaine manière, notre enseignant.

Je vous propose d'imaginer votre vie comme un immeuble à plusieurs étages. Faites preuve d'imagination : peut-être est-ce un immeuble résidentiel, un gratte-ciel, ou quelque chose de plus original – ne vous limitez pas. L'avez-vous imaginé ? Alors voyez-vous à l'intérieur de cet immeuble : à quel étage vous trouvez-vous, où exactement, que faites-vous et que voyez-vous par les fenêtres. La métaphore de départ serait la suivante : depuis notre naissance, nous gravissons les marches de notre immeuble et nous nous installons à différents étages à différents moments de notre vie.

Par exemple, quand nous sommes au lycée, la vue autour de nous (ou métaphoriquement – ce que nous voyons par la fenêtre) est d'un certain type, et les personnes qui nous entourent également. Après le lycée, nous nous engageons dans quelque chose de nouveau – ainsi, l'environnement change (ou pas) – c'est comme si nous montions à un autre étage. À cet étage, il y a d'autres personnes que nous rencontrons chaque jour – comme si nous marchions dans des couloirs. Lorsque nous apprenons quelque chose de nouveau, cela nous donne souvent la possibilité de changer d'étage : de nouveaux couloirs, de nouveaux résidents, de nouvelles personnes et une vue différente par la fenêtre. Ainsi, nous déménageons. Parfois, nous restons longtemps au même étage. Alors, les personnes autour de nous restent les mêmes.

Dans la vie, nous interagissons avec certaines personnes plus brièvement, avec d'autres plus longtemps, chaque jour. Nous pensons à eux – nous formons ainsi des liens émotionnels. Les émotions provoquent nos réactions envers ces personnes : quelles sont-elles – positives, négatives ? Plus la réaction et l'émotion sont fortes, plus cette personne influence notre vie. Cela semble évident. La question est – pourquoi ?

Revenons à ces façons que la vie nous offre pour nous connaître nous-mêmes. Les personnes autour de nous et celles qui ont le plus d'influence sur nous nous permettent de nous voir, comme dans un miroir. Je préfère l'exemple du film. Me voici, le réalisateur, invitant certains acteurs à jouer selon le scénario que j'ai écrit – oui, ceux avec qui j'interagis chaque jour. Ce scénario est ma vie, mon quotidien, où je suis. Je suis le réalisateur. Ne vous est-il jamais arrivé de penser que les acteurs sont mauvais dans un film étrange, et que vous regardez sans aimer ce que vous voyez ? Mais vous ne comprenez pas qui a pu écrire un tel mauvais scénario et pourquoi cela vous concerne ? Pourquoi regardez-vous tout cela ? Cela ne vous rappelle rien ?

Alors, comment choisissons-nous nos partenaires ? Comme un réalisateur – ceux qui pourraient jouer notre propre rôle, c'est-à-dire notre meilleure version. Ce n'est pas aussi simple que nous le souhaiterions.

Par exemple : je suis très actif, et au début de la relation, mon partenaire est comme un contrepoids – il me calme, me ralentit.

Mais plus tard, je me rends compte qu'il est paresseux et sans initiative. Et ce qui semblait parfait devient insupportable. Mais ne nous précipitons pas à tirer des conclusions : la paresse et l'absence d'initiative sont des traits que je ne vois pas et ne veux pas voir en moi-même. Pourtant, ils sont en moi et se manifestent là où je ne veux pas. Mais nous ne nous voyons pas nous-mêmes, c'est donc la tâche de notre partenaire – il reflète ces traits. Nous ne voulons tout simplement pas l'admettre.

Le proverbe « voire la paille dans l'œil de l'autre, mais pas la poutre dans le sien » n'est pas inventé. Il parle précisément de cela. Un autre proverbe, « aime tes ennemis », a une signification similaire : ce qui nous dérange le plus chez les autres est une partie de nous, et ces autres, par leur comportement, nous aideraient à reconnaître ces traits en nous-mêmes, si seulement nous pouvions ne pas les juger immédiatement.

Ainsi, si nous ressentons un lien émotionnel avec d'autres personnes, même très négatif, et que nous l'acceptons pas à pas comme notre scénario, en voyant les autres comme des « outils dans les mains de Dieu » – cherchant à nous aider à nous connaître nous-mêmes :

- Les ennemis apparaîtraient comme n'étant pas des ennemis du tout ;
- Nous comprendrions qu'il est possible de trouver un terrain d'entente avec chaque personne ;
- Nous réaliserions que changer de partenaire dans l'espoir d'en trouver un qui nous convient mieux n'est peut-être pas une si bonne idée. En effet, à chaque fois, nous ne rencontrerons pas exactement la même personne, mais probablement quelqu'un de très similaire – car le personnage principal, c'est toujours moi. Alors, pourquoi gaspiller des années de notre vie dans ces recherches illusoires ?
- Et enfin, la grande sagesse – nous devons apprendre à aimer nos proches non pas parce qu'ils répondent à nos attentes, c'est-à-dire qu'ils sont notre meilleure version, mais pour ce qu'ils sont. Tout simplement, avec toutes leurs couleurs. Tout comme nous-mêmes.

Alors nous verrons que le monde est merveilleux et que vivre en harmonie est tout à fait facile, il ne faut pas utiliser une énergie infinie pour les disputes, les justifications, les ressentiments et les récriminations.

DIFFICULTÉS

Il était une fois un fermier qui avait un âne. Cet âne lui avait fidèlement et docilement servi toute sa vie d'âne. Un jour, par manque de prudence ou peut-être à la recherche d'eau, l'âne tomba dans un puits asséché et se mit à braire bruyamment, appelant à l'aide. Le fermier accourut, vit ce qui s'était passé, et fut très attristé – il n'avait que cet unique âne. Il s'assit à côté et se mit à réfléchir : « Je ne pourrai de toute façon pas sortir cet âne de ce puits. Comme l'âne n'est plus jeune et qu'il m'a déjà bien servi, et puisque le puits est asséché et que je prévoyais de le reboucher, je vais y enterrer l'âne, ainsi l'odeur désagréable de la charogne en décomposition ne se fera pas sentir. Avec le temps, je m'achèterai un nouvel âne, jeune et robuste. »

Comme il l'avait dit, il se mit au travail. Il prit une pelle, commença à creuser et à jeter du sable dans le puits. L'âne, ayant compris ce qui se passait, se mit à braire pitoyablement... mais bientôt il se tut. Le fermier continua de creuser. Au bout d'un moment, il décida de jeter un coup d'œil pour voir ce que faisait l'âne. L'homme fut très surpris de voir que chaque tas de sable qui tombait sur le dos de l'âne, l'animal le secouait et le piétinait sous ses pieds. Et chaque fois, il montait un peu plus haut. Finalement, il y avait tant de sable sous ses pieds que l'âne put sauter hors du puits.

La morale de l'histoire : dans nos vies, nous rencontrons tous de nombreuses difficultés et obstacles. Parfois, la Vie nous envoie ces difficultés les unes après les autres. Parfois, nous nous sentons comme tombés dans un trou ou un puits. Cependant, il ne faut pas voir cela comme une tentative de nous enterrer.

Les obstacles sont des marches. Les difficultés sont des expériences. Quand nous gagnons en expérience, nous montons d'un échelon. Ne jamais abandonner, ne jamais s'arrêter, en utilisant la sagesse de cette histoire – « secouez-vous » et montez toujours plus haut : jusqu'à ce que vous sortiez de n'importe quel trou.

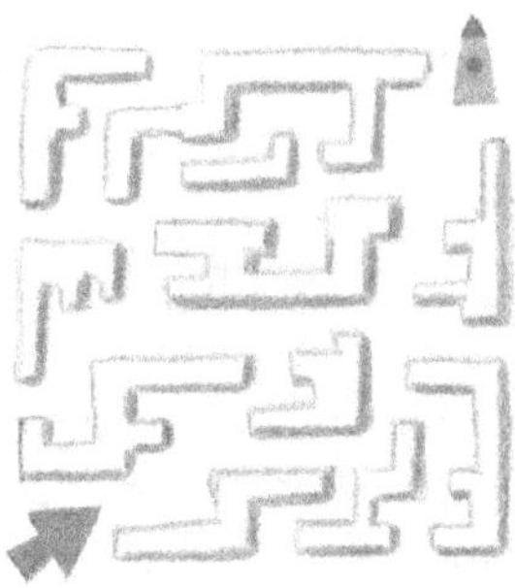

ANALYSE ET EXPLICATION THÉRAPEUTIQUES

Quand la vie vous frappe sur la tête

Nous avons tous des moments difficiles dans la vie. Cependant, certains les surmontent et les vivent plus difficilement, d'autres plus facilement. Quel est le secret ? Tout dépend de notre attitude envers ce qui se passe.

Treize choses qui peuvent aider dans les moments difficiles

- C'est comme ça.

Un excellent dicton de Bouddha : « Vous souffrez parce que vous résistez à ce qui est. » Si nous y réfléchissons une minute, nous nous rendrons compte facilement que nous ne pouvons souffrir que lorsque nous refusons d'accepter la réalité, c'est-à-dire ce qui nous arrive. Si quelque chose peut être changé, agissons. Mais si les changements ne sont pas en notre pouvoir pour le moment, il nous reste deux options : accepter la situation et y être, en rejetant les pensées négatives, ou souffrir longtemps et avec délectation, en se lamentant constamment sur le pourquoi de tout cela.

- Un problème devient un problème à partir du moment où nous le nommons ainsi.

Souvent, nous devenons nos propres ennemis. Il vaut vraiment la peine de considérer un échec, une défaite ou tout ce qui ne se déroule pas selon notre plan, simplement comme une tâche que nous voulons résoudre. Même si cela ne fonctionne pas, ce ne sera pas notre dernière tâche. D'ailleurs, il vaut la peine d'apprendre de toutes les erreurs. Et alors, ce ne sera plus un problème, mais une expérience.

- Si nous voulons changer notre environnement, changeons-nous nous-mêmes.

Il est devenu un cliché de dire que notre intérieur se reflète à l'extérieur ou vice versa, notre environnement ne fait que refléter notre monde intérieur, etc. On a envie de croire que les circonstances changeantes nous transforment avec succès, mais... Si nous regardions autour de nous, nous connaîtrions sûrement des personnes vivant dans le chaos et le désordre, et en les regardant de plus près, il est très évident qu'eux-mêmes sont des « ni ceci ni cela ».

- Il n'y a pas de défaite.

Tout le monde connaît la citation de Thomas Edison : « Je n'ai pas échoué dans la création de l'ampoule électrique, j'ai simplement trouvé 99 façons dont elle ne fonctionne pas ». En réalité, toutes les découvertes, succès et accomplissements arrivent seulement après de nombreux essais et répétitions, donc... sommes-nous une exception, et tout doit réussir « du premier coup » ? Retirons le terme « défaite » de notre vocabulaire, et ce sera un chemin direct vers le succès.

- Si vous n'obtenez pas ce que vous désirez ardemment, c'est que quelque chose de mieux est déjà en route.

Oui, il est vraiment difficile de le croire. Mais c'est vrai. Essayons de regarder notre vie de l'extérieur et nous verrons que toutes les meilleures choses qui nous sont arrivées se sont produites justement après un événement plus ou moins désagréable. Par exemple, nous n'avons pas été embauchés pour un emploi, mais cela a permis de maintenir de bonnes relations familiales, et plus tard – de trouver une activité qui nous plaît vraiment.

- Apprécions ce moment.

Ce moment ne se répétera plus. Même si ce n'est pas comme nous le voulons ou l'avons planifié, cela deviendra plus tard seulement des souvenirs que nous pouvons rendre agréables ou non. Donc, tout est entre nos mains. Ne nous permettons pas de gâcher nos souvenirs.

- Lâchons nos désirs.

En termes simples, ne laissons pas nos désirs nous contrôler. La plupart des gens, ne recevant pas ce qu'ils veulent, se sentent malheureux. Cela signifie que les désirs sont un pouvoir, les désirs déterminent notre bien-être. C'est une dépendance. Ne soyons dépendants de rien. Même lorsque les choses ne se passent pas selon nos plans, nous pouvons réussir à rester heureux, car nous sommes vivants et capables de créer.

- Comprenons nos peurs et soyons reconnaissants.

La peur peut être un excellent professeur. Quand nous avons peur, nous tombons souvent dans le désespoir. En réalité, le sentiment de peur possède une énergie puissante, qui, bien utilisée, permet d'atteindre de grandes victoires. En reconnaissant la peur, nous trouvons toujours des moyens de la surmonter. Surmonter la peur ne nécessite que de la pratique – car la peur n'est qu'une illusion. Par exemple, de nombreux enseignants de la parole en public avaient très peur de parler devant une audience et par leur détermination à surmonter cela, ils ont découvert de nouveaux talents en eux-mêmes.

- Permettons-nous de nous réjouir.

Que nous le croyions ou non, il y a beaucoup de gens qui sont tellement absorbés par leurs échecs et leurs problèmes qu'ils ne se rappellent plus comment et de quoi se réjouir. Ils se sont tout simplement interdits de s'amuser et de rire. Connaissez-vous de telles personnes ? Donc, tout dépend de nous – si nous savourons la souffrance, ou si nous trouvons dans notre quotidien de merveilleux moments où nous nous sentons reconnaissants, heureux et les partageons avec nos proches.

- Ne nous comparons pas aux autres.

Il est temps de ressentir notre unicité et notre valeur. Concentrez-vous sur le fait qu'il n'y a pas deux personnes identiques dans le monde : apprenons des personnes qui réussissent et aidons celles qui sont moins chanceuses, si elles demandent de l'aide.

- Ne soyons pas des victimes.

Nous ne sommes que les victimes de nos propres pensées, paroles et actions. La mentalité de victime crée cet état. Renonçons-y, en prenant la responsabilité personnelle de tout ce qui nous arrive. Nous créons notre propre expérience. Personne n'organise rien spécifiquement contre nous, tout le monde est occupé par soi-même. Donc, commençons à changer nos pensées et nos actions.

- Tout change et peut changer.

« Et cela aussi passera », a dit le renard alors que le chasseur lui enlevait la peau. Donc, lorsque la situation est « bloquée », il nous semble que nous y resterons, mais c'est tout simplement impossible. C'est juste une question de temps avant que tout ne change. Les actions que nous entreprenons dans ce cas sont aussi de notre ressort.

- Tout est possible.

Les miracles se produisent chaque jour. C'est vrai. Regardons autour de nous, souvenons-nous des histoires incroyables que nous avons lues ou entendues, et... croyons-le. Cela peut vraiment nous arriver aussi.

RELATIONS
AVEC LES ENFANTS

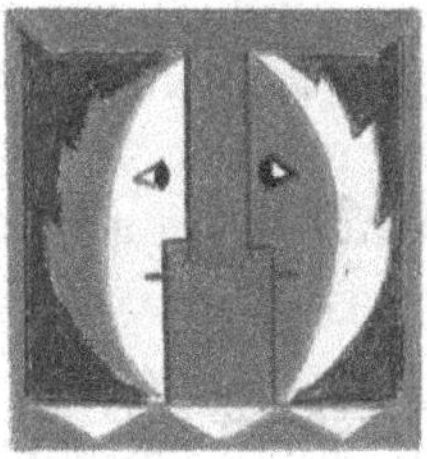

RAVAIL

Leur dialogue ressemblait toujours à des cris, bien qu'ils parlaient de manière tout à fait civilisée, presque en chuchotant.

– Écoute, mon fils...

– Maman ! S'il te plaît, ne commence pas !

– Je t'aime.

– Je sais.

– Mais je veux, je dois te dire...

– Tu n'as pas besoin.

– Il faut que je t'explique...

– Non, ce n'est pas nécessaire.

– Je m'inquiète pour toi !

– Ne t'inquiète pas.

– Je veux te toucher...

– Ne le fais pas, ça me fait mal.

– Tu te souviens de Saint-Exupéry : Nous sommes responsables de ceux que nous avons apprivoisés ? – Maman, s'il te plaît, pas de pathos, d'accord ?

– Pourquoi, pourquoi te refermes-tu toujours sur toi-même ?

– Au revoir, maman.

C'était ainsi qu'ils se parlaient – parfois à voix haute, parfois sans mots, intérieurement. Elle essayait de trouver les mots justes, citait les classiques, cherchait des exemples de la vie, mais tous ses efforts se heurtaient à un mur de surdité et d'incompréhension. Parfois, il lui semblait qu'ils communiquaient à travers une petite fenêtre, comme en prison, lors d'une visite courte. « Maman, au revoir », – et c'est tout, la fenêtre se fermait, et elle pouvait se frapper et se cogner contre ce mur – il n'entendrait pas. Il ne voulait pas entendre.

C'était douloureux, mais elle ne laissait jamais ses vrais sentiments se manifester. Car cela pourrait le blesser, et elle se préoccupait toujours de faire en sorte que tout le monde autour se sente bien. De plus, elle avait peur qu'il puisse se vexer, et alors même cette petite fenêtre ne s'ouvrirait plus, ce qui signifierait « tout à fait fini » et « jamais plus ». C'était ce qu'elle craignait le plus. Sa douleur – c'était sa propre douleur, il fallait juste la supporter. Elle était très patiente.

Mais toute patience a une fin, tôt ou tard, et un jour, elle comprit clairement : cela ne peut pas continuer ainsi. Il faut soit faire face à la douleur, soit céder et admettre honnêtement : « Je ne peux plus. Laisse-moi partir, Dieu. Ça fait trop mal. Je n'ai même personne avec qui parler... »

Et alors, un ange lui apparut. Il s'assit au bord de son lit et posa son aile fraîche sur son front.

– Parlons.

– Parlons, – se réjouit-elle.

– Tu es un ange, n'est ce pas ? Tu es venu me chercher ?

– Je suis un ange, oui. Un Ange Sauveteur. Je viens en aide là où il y a trop de douleur. Mais je ne suis pas venu pour t'emmener : il te reste encore un assez long voyage terrestre.

– Ça fait mal, – se plaignit-elle.

– Tu souffres – et je souffre. Je veux arranger cela, prendre ta douleur.

– Pardon, j'étais faible, – dit-elle humblement. – Tu n'as absolument pas à supporter ma douleur à ma place.

– Je le dois, – répondit-il. – Je suis un Ange Sauveteur, c'est mon travail. Raconte-moi pourquoi tu souffres.

– Ne t'inquiète pas, j'ai déjà repris le contrôle, – dit-elle.

– ... et par habitude, tu as de nouveau laissé la douleur entrer, – attrapa l'ange. – Si seulement tu savais ce que ça fait ! Comme un réacteur atomique – une radiation totale.

– Radiation ? – s'étonna-t-elle.

– C'est ce que ça ressent au niveau subtil, – expliqua l'ange. – Les gens sont habitués à se tromper les uns les autres avec des mots : blabla blabla... blabla blabla... « Tout va bien », « Ça va », « Je me suis maîtrisée »... Extérieurement – oui, on peut y croire. Mais à l'intérieur, tout résonne. S'il te plaît, ne me trompe pas. Je ressens tout de même.

– Ça fait vraiment mal, – admit-elle. – Je suis toujours entourée de gens, ma journée est pleine de travaux utiles, importants et nécessaires, je porte la lumière aux gens. Mais en réalité, je suis très seule. Les relations avec mon fils... Il a grandi, il s'est éloigné de moi et ne me laisse pas entrer dans sa vie. Il garde ses distances et ne veut même pas parler sincèrement avec moi. Pourtant, il fut un temps où nous étions très proches ! Mais maintenant, tout a changé, et ça me fait très mal.

– Il me semble qu'il y a beaucoup plus de douleur en toi, – dit l'ange. – Peut-être veux-tu parler d'autre chose ? Par exemple, de tes parents ?

– Non, non. Maman, papa – c'est sacré, – répondit-elle précipitamment.

– Ce qui est sacré peut aussi causer de la douleur, – sourit l'ange. – Quelle douleur est associée à ta – mère et ton père ?

– Ils ont divorcé quand j'étais encore petite, – commença-t-elle à se souvenir à contrecœur. – Papa n'a pas supporté le caractère horrible de maman. Ou peut-être que c'est maman qui n'a pas supporté et l'a chassé. Je ne me souviens plus, tout est embrouillé dans ma tête. Mais alors, le monde s'est scindé en deux pour moi. C'était très douloureux – se scinder en deux.

– Et le « caractère horrible » de ta mère s'est dirigé vers toi ?

– Oui. Mais je ne lui en veux pas. Sa vie était difficile, presque cauchemardesque. Je l'aimais et je l'aime. À ce moment-là, j'ai juré que lorsque je me marierais, je ne serais jamais comme ma mère.

– Et comment s'est passée ta vie ?

– J'ai commencé à lire des livres. Beaucoup de livres... Peu à peu, j'y trouvais ce qui me convenait, et je construisais ma future famille. Maman ne pouvait pas me transmettre cette expérience, mais les livres l'ont fait. J'ai décidé que je deviendrais la muse de mon élu et l'inspirerais pour ses exploits.

– Et qu'est-ce qui en est résulté ?

– Oh, un grand amour en est résulté. Je suis vraiment devenue sa muse. Ma vie de famille n'était pas lumineuse, mais je ne me suis jamais permis d'être indigne, de faire des scandales ou de me retrouver dans un cercle vicieux. Toujours aimante, toujours souriante, toujours avec la foi en un avenir lumineux. Il était malade, et j'ai toujours cherché à soulager sa douleur, à la prendre pour moi.

– Regarde-toi, presque comme moi. Et comment as-tu pu libérer cette douleur, la tienne et la sienne ?

– Non, je n'en avais pas l'opportunité. Parce que nous avons eu un fils, et il est né... malade. Les médecins ont dit qu'il ne serait jamais... normal.

– C'était très douloureux ?

– Très. Mais j'ai décidé, je me suis convaincue que les médecins se trompaient. J'ai mis de côté toutes les tâches et j'ai consacré toute mon attention à l'éducation de mon fils. J'ai lu, j'ai cherché, j'ai sélectionné, j'ai essayé, j'ai créé. Et enfin, mon fils est allé à l'école comme un enfant tout à fait normal. Maintenant, il est adulte, il a quitté le nid, et tout va bien pour lui. Si j'avais abandonné à ce moment-là, je n'aurais jamais pu le faire.

– Mais tu l'as fait ! Et quoi, chez vous est arrivé un bonheur sans fin ?

– Eh bien, comment dire... Oui, bien sûr, j'étais heureuse. Mais maintenant, il fallait sauver mon mari : il a eu des problèmes avec l'alcool.

– Encore de la douleur...

– Oui, encore de la douleur. Je ne pouvais pas abandonner, parce que je l'aimais ! Dieu seul sait combien cela m'a coûté, mais le résultat était évident : il a arrêté de boire. Si j'avais permis à la douleur de me consumer, qui l'aurait inspiré à un tel exploit ? Il serait simplement mort !

– Probablement, oui. Mais tu l'as sauvé, en prenant sa douleur pour toi. Tu as sauvé ton fils, tu as sauvé ton mari. Et finalement, vous étiez heureux ?

– Oui. Juste pour un court moment. Attends, je ne peux pas... il semble que je m'étouffe...

– Viens à moi. – Et l'ange l'a enveloppée de ses ailes d'un blanc neigeux. C'est mieux maintenant ?

– Oui, tellement mieux.

– Quel genre de grandeur est cette douleur si elle ne te laisse pas respirer jusqu'à présent ?

– Mon mari, mon bien-aimé, est soudainement décédé. Son cœur s'est arrêté. Comment cela a-t-il pu arriver ?

– Eh bien, tu t'étouffais ainsi, tôt ou tard.

– Les médecins d'urgence ont essayé de l'aider, puis ils ont dit que c'était fini, il était mort. Depuis lors, je ne peux pas supporter les mots « c'est fini » et « plus jamais ». Alors j'ai hurlé. Mais ma voisine m'a retournée en disant que je pourrais effrayer l'enfant, alors j'ai avalé mon cri. Je me suis tu – et j'ai gardé le silence pendant très longtemps, plusieurs années.

– C'est donc ça... Ce cri n'a toujours pas été libéré. Il t'empêche de respirer. Crie !

– Maintenant ?

– Oui, maintenant ! Ne t'inquiète pas, personne ne t'entendra. Mes ailes ont une excellente isolation sonore.

Elle a crié. Et encore une fois. Et encore. C'était un cri qui est monté jusqu'au ciel, à travers tout l'Univers. Tout y était : la douleur, le refus, et tout l'amour non exprimé qui aurait suffi pour de longues années. L'ange a tressailli, mais n'a pas déployé ses ailes, la laissant libérer toute sa douleur. Ensuite, les larmes ont commencé à couler, et cela a duré longtemps, très longtemps. L'ange attendait patiemment qu'elle se calme.

– Je n'ai jamais dit à personne que je n'allais pas bien, murmura-t-elle. Je ne soupçonnais même pas moi-même à quel point j'avais mal. Cela semblait supportable...

– Supportable, acquiesça l'ange. Tout ce qui ne nous tue pas nous rend plus forts. Mais il faut quand même libérer la douleur.

– Ce n'est pas encore toute la douleur, dit-elle en essuyant ses yeux. Je vais te raconter sur la douleur la plus forte, celle qui ne me laisse pas en paix. Ce n'est pas mon fils, ni mon mari, ni même ici.

– Je pense comprendre, sourit l'ange. Mais raconte quand même !

– Tu sais, je veux rentrer chez moi. Là où il n'y a pas de douleur, où il n'y a que de l'amour. Parce qu'ici, dans ce monde, je suis très, très seule. Tu te demandes pourquoi je ne partage pas ma douleur avec quelqu'un ? Parce que je sais : personne ne me comprendrait simplement.

– Personne, sauf l'ange, murmura-t-il.

– Oui, personne, sauf l'ange. Pourquoi est-ce ainsi ?

– Pourquoi ? Je vais te le dire. Es-tu prête à écouter l'histoire d'un de mes vieux amis, bien sûr, un ange aussi ?

– Bien sûr. Je vais écouter avec plaisir.

– Il était une fois un ange. Au départ, c'était une âme dont les vibrations étaient très élevées, et elle a atteint le niveau angélique. Il faut ajouter que les anges ne vivent pas tout le temps au paradis ; parfois, ils reçoivent des missions pour la reconstruction de l'Univers. Alors, les anges se rendent là où leur participation est nécessaire. Et mon ami a reçu une telle mission : il devait se déplacer dans un monde où se sont accumulées de nombreuses erreurs. Dans ce monde, les gens se faisaient souvent du mal, et dans beaucoup de cas, ils éteignaient l'énergie de l'Amour Divin. Une telle situation est très dangereuse, car c'est l'Amour qui fortifie, et sans lui, le monde mourrait, cesserait d'exister. L'ange avait pour mission : sauver une femme chez qui l'amour avait été tué, sauver un homme qui devait accomplir un exploit, sauver un enfant qui s'était perdu entre les mondes.

– Et alors ? L'ange a-t-il accompli sa mission ?

– Oui, il l'a accomplie. Il est apparu dans ce monde comme tout le monde, issu du ventre de sa mère, et a immédiatement commencé à remplir sa mission. Il a protégé et amplifié l'Amour, même quand on le frappait et le détruisait, même quand on ne le comprenait pas et qu'on le rejetait, même quand tout s'effondrait autour de lui et perdait ses formes habituelles. Il a enduré les épreuves les plus terribles, parce qu'au plus profond de son cœur, il savait qu'il était un ange, et que son travail était de restaurer le flux d'Amour là où il avait été éteint.

– Et puis il est rentré chez lui, c'est ça ?

– Non, il est toujours là-bas. En remplissant sa mission, il s'est renforcé et a acquis beaucoup d'expérience, et maintenant il aide beaucoup de gens. Car dans ce monde, il y a encore beaucoup de douleur et peu d'Amour, donc il peut changer quelque chose. Les anges ne partent jamais tant qu'ils ont encore la force et l'objectif d'aider. Prendre la douleur et la transformer en Amour – voilà le travail des anges.

– Oh, la douleur est partie, dit-elle étonnée. Ange... tu racontais maintenant ton histoire ?

– Non, sourit l'ange. Maintenant, j'ai raconté la tienne.

– À propos de moi ?

– Oui. Tu prends la douleur des autres et la transforme en Amour. Tout au long de ta vie, une fois après l'autre, sans te plaindre, sans exprimer de reproches... Maintenant, tu comprends pourquoi tu te sens si seule ?

– Non. Explique !

– Les anges sont toujours seuls, même s'ils sont parmi les gens. Nous ne pouvons pas nous attacher fortement, car notre travail est de sauver et de libérer. C'est notre travail.

– Ce travail, murmura-t-elle lentement. Donc, nous recueillons la douleur de ce monde ? Mais comment vivre avec ça ?

– Ne la garde pas en toi. Remets la douleur au Créateur, conseilla l'ange. Ouvre ton cœur et permets-toi de ressentir de vrais sentiments. Alors tu ne seras pas une réserve, mais un canal.

– D'accord, j'ai compris. Mais dis-moi, ange... La solitude – est-ce un prix à payer ?

– Pas un prix, plutôt une technique de sécurité. Sauver – libérer, c'est plus facile, et c'est juste. Car nous avons encore beaucoup de travail à faire et beaucoup de gens à sauver. Prête ?

– Prête ! déclara-t-elle résolument. Et toi, tu reviendras ?

– Seulement si j'ai besoin de te sauver, dit l'ange avec regret. Tu le comprends toi-même, beaucoup de travail.

– Alors, porte-toi bien, dit-elle en lui caressant l'aile. On se voit à la maison.

Oui, il y avait beaucoup de travail, vraiment beaucoup. Elle l'a compris.

« Maman ? » – « Mon fils... Tu as des ailes, tu le savais ? Et il y a aussi la liberté. Il est temps pour toi de partir, sur le chemin du bonheur ! » – « Maman... Merci. J'avais besoin de ton soutien. » – « Prend ton envol ! Tu seras dans la région – viens nous rendrc visite. » – « Maman, je... » – « Je sais. Moi aussi je t'aime... »

CHOIX

Un jour, lorsque j'aurai un fils, je ferai tout à l'envers.

À partir de trois ans, je lui répéterai : « Mon chéri ! Tu n'es pas obligé de devenir ingénieur. Tu n'es pas obligé de devenir avocat. Peu importe ce que tu seras quand tu seras grand. Tu veux être médecin légiste ? Vas-y ! Commentateur de football ? Allez-y ! Clown dans un centre commercial ? Excellent choix ! »

À trente ans, il viendra me voir, ce clown couvert de sueur, le maquillage dégoulinant sur le visage, et il dira : « Maman ! J'ai trente ans ! Je suis un clown dans un centre commercial ! Est-ce vraiment la vie que tu voulais pour moi ? À quoi pensais-tu, maman, quand tu m'as dit que le diplôme universitaire n'était pas nécessaire ? Qu'est-ce que tu voulais, maman, quand tu me laissais jouer avec les enfants au lieu de faire mes devoirs de mathématiques ? »

Et je répondrai : « Mon chéri, mais je t'ai toujours observé, je ne voulais pas te mettre la pression ! Tu n'aimais pas les mathématiques, tu aimais jouer avec les plus petits. » Il répliquera : « Je ne savais pas ce que ça donnerait, j'étais un enfant, je ne pouvais rien décider, et toi, tu as ruiné ma vie ! » – et il essuiera le maquillage de son visage avec ses manches sales.

Alors je me lèverai, je le regarderai attentivement et je lui dirai : « Eh bien oui. Il y a deux types de personnes dans le monde : ceux qui vivent et ceux qui cherchent des coupables. Et si tu ne comprends pas ça, alors tu es un idiot. » Il dira : « Oh... » et s'écrasera. La thérapie durera environ cinq ans.

Ou peut-être pas.

Un jour, lorsque j'aurai un fils, je ferai tout à l'envers.

À partir de sept ans, je lui dirai : « Ne sois pas stupide, Vlad, pense à l'avenir. Apprends les mathématiques, Vlad, si tu ne veux pas passer toute ta vie à être opérateur de centre d'appels. »

À trente ans, il viendra me voir, ce programmeur couvert de sueur, les rides profondes sur le visage, et il dira : « Maman ! J'ai trente ans ! Je travaille chez Google. Je travaille vingt heures par jour, maman. Je n'ai pas de famille. À quoi pensais-tu, maman, quand tu disais qu'un bon travail me rendrait heureux ? Que voulais-tu, maman, quand tu me forçais à apprendre les mathématiques ? » Je répondrai : « Mon chéri, mais je voulais que tu aies une bonne éducation ! Je voulais que tu aies toutes les opportunités. » Et il dira : « À quoi me servent toutes ces opportunités si je suis malheureux, maman ? Je passe devant des clowns au centre commercial et je les envie, maman. Ils sont heureux. Je pourrais être à leur place, mais toi, tu as ruiné ma vie ! » – et il essuiera la sueur de son front avec ses doigts.

Alors je me lèverai, je le regarderai attentivement et je lui dirai : « Eh bien oui. Il y a deux types de personnes dans le monde : ceux qui vivent et ceux qui se plaignent tout le temps. Et si tu ne comprends pas ça, alors tu es un idiot. » Il dira : « Oh... » et s'écrasera. La thérapie durera environ cinq ans.

Ou peut-être autrement.

Un jour, lorsque j'aurai un fils, je ferai tout à l'envers.

À partir de trois ans, je lui répéterai : « Je ne suis pas là pour te donner des leçons. Je suis là pour t'aimer. Va voir ton père, mon chéri, demande-lui, je ne veux pas être encore blâmée pour quelque chose. »

À trente ans, il viendra me voir, ce réalisateur couvert de sueur, les yeux tristes, et il dira : « Maman ! J'ai trente ans ! J'ai passé trente ans à essayer d'attirer ton attention, maman. Je t'ai consacré dix films et cinq pièces de théâtre. J'ai écrit un livre sur toi, maman. Et toi, tu sembles toujours la même. Pourquoi n'as-tu jamais donné ton avis ? Pourquoi m'as-tu toujours renvoyé vers papa ? » Je répondrai : « Mon chéri, mais je ne voulais pas décider pour toi ! Je t'aimais simplement, mon chéri, et les conseils, c'est ton père qui les donnait. »

Il dira : « À quoi me servent les conseils de papa si je te demandais, maman ? Toute ma vie, je cherche ton attention, maman. Je suis obsédé par toi, maman. Je suis prêt à tout donner pour comprendre une fois, juste une fois, ce que tu penses de moi. Avec ton silence, avec ton éloignement, tu as ruiné ma vie ! » – et il mettra dramatiquement sa main sur son front.

Alors je me lèverai, je le regarderai attentivement et je lui dirai : « Eh bien oui. Il y a deux types de personnes dans le monde : ceux qui vivent et ceux qui attendent tout le temps. Et si tu ne comprends pas ça, alors tu es un idiot. » Il dira : « Oh... » et s'écrasera. La thérapie durera environ cinq ans.

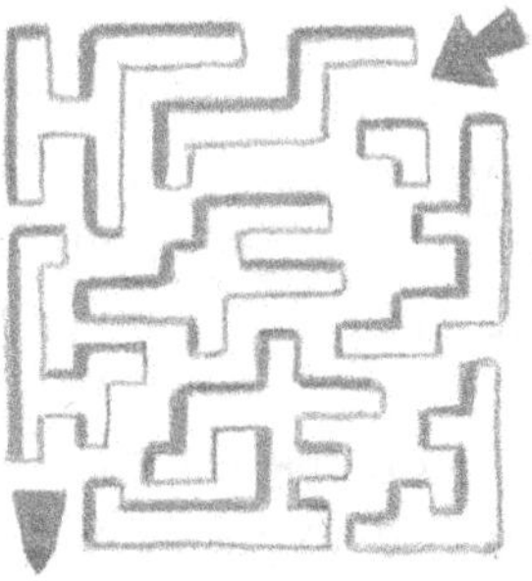

ANALYSE ET EXPLICATION THÉRAPEUTIQUES

Comment laisser partir les enfants devenus adultes

Je commencerai par dire que nous sommes tous les enfants de nos parents. Dès la naissance de notre premier enfant, nous devenons parents. Et à partir de ce moment, nous nous engageons dans un service volontaire qui dure sept jours par semaine et vingt-quatre heures par jour pendant dix-huit ou vingt-et-un ans... Bien sûr, si tout se passe comme prévu. Voilà où réside toute l'essence. Quand est-il temps d'arrêter de « nourrir » nos enfants devenus adultes et comment s'y préparer dès la naissance d'un enfant.

Ainsi, au cours des premières années de la vie, le bébé dépend entièrement des soins et de l'attention de ses parents : il est nourri, porté, protégé et surveillé. Mais dès que le tout-petit se met debout sur ses deux jambes, le processus de séparation commence. Chaque maman ou papa se souvient comment un enfant d'un an veut marcher là où il veut, pas là où ses parents le dirigent en le tenant par la main. Il va là où il est intéressé, il cherche à explorer le monde. C'est à ce moment que nous devons être conscients. Tout d'abord, bien sûr, l'instinct de protection se met en marche – et c'est important. La conscience consiste à ne pas trop protéger, à permettre une exploration maximale en toute sécurité, à permettre à l'enfant de devenir responsable de lui-même.

Par exemple, je me souviens d'une promenade avec ma première fille le long de la forêt un jour d'hiver. La neige avait été balayée des trottoirs, mais à côté il y avait de la neige jusqu'aux genoux. Ma fille avait environ un an et demi et, sans aucun doute, elle voulait explorer cette neige.

Mon premier réflexe inconscient était de ne pas le permettre : elle risquerait de se mouiller, nous devrions rentrer chez nous pour se changer, elle pourrait attraper froid, etc. J'ai agi ainsi plusieurs fois jusqu'à ce que je remarque que d'autres mamans faisaient la même chose. C'était différent de l'extérieur. En regardant comment les enfants étaient « encadrés », j'ai réalisé que ma petite fille était pleine d'envie d'explorer cette neige. Il ne restait plus qu'à trouver des vêtements adaptés et à lui permettre de patauger jusqu'aux genoux, de tomber accidentellement et de sentir cette neige froide et humide sur son visage... En la regardant, j'ai revécu mon enfance et le moment où ma grande sœur me conduisait à travers la neige sur une luge. C'était le premier petit pas vers laisser aller un petit humain dans l'histoire de son éducation.

Le temps passe vite, et voilà que le tout-petit de trois ans est déjà prêt pour la maternelle. C'est là un défi plus sérieux pour maman, voire pour papa – leur petit trésor sera confié à une autre personne pour le déjeuner ou même plus longtemps, et souvent au sein d'un groupe assez important d'autres enfants. Beaucoup de dangers guettent ici, il y aura de nombreuses situations où l'enfant devra se débrouiller seul. Il se produit une certaine séparation entre la maman et l'enfant, dont le succès est sans aucun doute initié par un adulte. Plus les parents ont confiance en eux-mêmes et en leur enfant, plus ce processus se déroule facilement jusqu'à atteindre le niveau d'adaptation souhaité. Ainsi, la compréhension que l'enfant possède en lui ce dont il a besoin pour s'adapter à son environnement social, pendant le processus de séparation, aide à la fois les parents et les enfants.

Une autre étape est le passage à l'école. Je me souviens de moi-même en tant que première année avec un grand sac à dos à la main, guidée par un élève de douzième année à travers les portes de l'école, puis tenant la main d'une première année à la fin. Ces années d'école ont passé comme un éclair. Je ressens toujours ce sentiment : cette année, mon propre troisième enfant termine déjà sa dernière année d'école.

C'est ainsi que se déroule la séparation, le transfert des responsabilités à nos enfants, jusqu'à ce qu'ils doivent finalement quitter la maison et chercher la leur – chercher un endroit où construire leur propre foyer.

Une autre chose importante à dire : les parents ne sont pas les amis de leurs enfants. Pourquoi ? Être amis, c'est communiquer sur un pied d'égalité

Les amis ne sont pas responsables de leurs amis comme les parents le sont de leurs enfants. Ils ne peuvent pas offrir le même soutien que recherche un enfant en venant voir son père ou sa mère.

Il y a toujours une distance entre les parents et les enfants, un espace que nous ne devons pas et ne pouvons pas franchir ; il y a des choses sur lesquelles nous ne parlons pas avec nos enfants, tout comme eux ne parlent pas de tout avec nous. Les parents ont toujours le droit de prendre des décisions.

Tant que l'enfant est petit, jusqu'à l'adolescence, les parents sont les représentants de Dieu sur terre pour l'enfant. Si maman ou papa sait ce qu'il fait, l'enfant est tranquille. La principale responsabilité de la vie de l'enfant incombe aux parents.

Il incombe également à un adulte la responsabilité de définir les limites dans ses interactions avec les enfants. Même si nous voulons vraiment être le « meilleur ami » de notre fille ou de notre fils, cela ne doit pas être le cas, car nous violerions leurs limites personnelles. C'est dommageable. Pour les deux parties. Les adultes ne doivent être amis qu'avec d'autres adultes, tandis que les enfants et les adolescents doivent l'être avec leurs pairs.

Même lorsque nos enfants atteignent l'âge adulte et que nous interagissons avec eux en tant qu'adultes, nous ne serons jamais égaux – nous resterons toujours des parents pour nos enfants, ce qui signifie une certaine distance. Et nous n'avons certainement pas le droit de transférer à nos enfants la responsabilité de notre bien-être, de nos sentiments, de nos échecs ou de nos problèmes. Nous ne devons pas partager cela avec eux. Il y a d'autres adultes, des spécialistes, pour cela. Nous devons nous y résoudre et agir correctement, quel que soit l'âge de nos enfants. Restons les parents de nos enfants.

Il est également important de se rappeler l'importance des rôles sociaux. Je ne sais pas si tout le monde comprend que les règles sociales en vigueur dans la société doivent différer des règles familiales sur quelques points importants. L'un d'eux est que dans la famille, nous sommes aimés, peu importe ce que nous faisons : que nous faisions une erreur ou que nous réussissions. Dans la société (au travail, à l'école), nous devons répondre à certaines exigences pour rester compétitifs.

Ainsi, chaque personne joue dans sa vie comme au théâtre au moins quelques rôles : le premier est celui de fils ou de fille, les autres peuvent être sœur ou frère, ami ou amie, amoureux ou amoureuse, mari ou femme, bien sûr, collègue ou patron, élève, étudiant, représentant d'une profession quelconque, etc. Il est clair que dans les relations, nous nous conformons aux critères de nos rôles sociaux pris en charge de manière générale (ou que nous avons nous-mêmes créés), comme des instructions de poste. Ici, il est tout à fait clair que sur le lieu de travail, nous agissons comme des collègues, pas comme des parents pour nos collègues, encore moins comme des parents pour nos supérieurs. Mais revenons aux rôles sociaux des enfants, adultes et de leurs parents – ils diffèrent considérablement des rôles des jeunes enfants et de leurs parents.

Le rôle social détermine en quelque sorte la façon dont nous devons agir pour que les relations soient harmonieuses et solides. Ainsi, un fils ou une fille est déjà étudiant, mais les parents adoptent toujours le rôle ancien (c'est-à-dire de parents de mineurs) et cherchent à assumer la responsabilité de la vie, des décisions, de la santé, du bonheur, des projets futurs... de l'étudiant. Cela vous semble familier ? Car c'est un fait – nous, les parents, avons plus d'expérience, nous savons mieux, nous voulons que ce soit mieux, nous voulons protéger, etc. Une chose très importante : en raison de la différence de générations (20-25 ans), l'expérience passée n'est plus appropriée en raison du développement technologique et du changement social très rapide. La plupart des parents ne le réalisent pas et insistent pour transmettre, imposer ou même manipuler leur expérience à leurs enfants adultes.

À cet endroit surgissent une infinité d'émotions différentes : la culpabilité, la peur, le doute, le manque de confiance, la colère, la déception, et enfin – le désir de se retirer, de fuir ou, au contraire, de ne pas assumer complètement la responsabilité et de dépendre entièrement.

Voici quelques règles qui peuvent nous aider, en tant que parents, à communiquer avec les adolescents et les jeunes :

- Trouvons une activité qui nous intéresse.

Pratiquons la pleine conscience. Sinon, nous chercherons constamment des défauts chez nos enfants, car nous ne nous intéressons qu'à eux.

- Respirons

Lorsque nous entamons une conversation avec un enfant en pleine « révolution » intérieure (ce qui arrive souvent pendant le développement de la personnalité), respirons profondément. Et ce n'est pas une simple recommandation visuelle, faisons-le réellement – nous verrons comment cela nous aide à écouter et à réagir plus calmement.

- En parlant à un adolescent, rappelons-nous le conte de La Petite Sirène.

Rappelons-nous comment elle ressentait de la douleur en marchant, même si elle le voulait. Il en va de même à l'adolescence – tout (le bien et le mal) est plus intense et douloureux. Ainsi, nos proches, nos enfants, ressentent les choses différemment de nous, les adultes. Plus intensément. Tout.

- Soyons en quelque sorte « partenaires » de nos enfants.

Après tout, ils sont déjà à un âge où ils peuvent faire beaucoup de choses par eux-mêmes, mais ils ne sont pas encore capables de prendre toute la responsabilité – alors, enseignons-leur. Par notre exemple. Si on nous demande de l'aide – aidons. Et surtout, remarquons cette demande, car elle n'est souvent pas directe.

- Rappelons-nous que ce sont nos proches, même lorsqu'ils ne réagissent pas à nos demandes.

Quand ils sont là avec leur téléphone à la main en regardant le plafond. C'est difficile, mais nous, et non eux, sommes les adultes. Et si nous nous souvenons du temps où nous étions amoureux, même alors l'objet de notre amour semblait parfait, quoi qu'il fasse ! Essayons de ressentir un peu de ces sentiments pour nos enfants – cela facilitera la communication des deux côtés, car l'amour naîtra dans la relation. Enseigner et discipliner est nécessaire avec amour, sinon cela devient de la démagogie et de la cruauté.

- Racontons à nos enfants des choses sur nous-mêmes.

Même s'ils ne semblent pas intéressés. Eh bien, au moins quelques phrases chaque jour : comment s'est passée notre journée, ce qui n'a pas fonctionné, et ce que nous prévoyons de faire différemment. En bref. Il n'est pas utile de demander à un adolescent comment s'est passée sa journée, car il en aura probablement déjà parlé à ceux qui l'intéressent. Cependant, en sentant notre ouverture, il saura qu'il peut être écouté. Et peut-être partagera-t-il sa journée avec nous.

- Essayons de connaître nos enfants comme de nouvelles personnes, et non pas comme nos copies.

Si jusqu'à l'âge de douze ans l'enfant ne s'est pas intéressé à nos hobbies, alors nous devons observer ce qu'il a trouvé comme passe-temps favori. Et peut-être essayer de découvrir ce domaine avec lui. Pourquoi pas ? Si nous voulons être proches. C'est une occasion pour nous, en tant que parents, d'élargir notre vision du monde.

Pour une famille, surtout dysfonctionnelle, il est difficile de « laisser partir » un enfant devenu adulte et de créer un environnement favorable, car jusqu'à présent, l'enfant a rempli certaines fonctions dans la famille. Par exemple, il était un intermédiaire entre des parents en conflit. Ou peut-être était-il « l'ami de maman » ou « l'ami de papa » – occupant une niche fonctionnelle particulière. Si l'enfant quitte la famille, personne ne reprend ses fonctions. Alors le système familial devient instable, les parents commencent à s'opposer catégoriquement à la séparation de l'enfant de la famille, car ils ont besoin qu'il continue à remplir les mêmes fonctions qu'auparavant. Dans une telle famille, les parents n'aiment aucun des amis de l'enfant, l'environnement extérieur semble menaçant, et les dangers pour la santé et la vie semblent se cacher derrière chaque coin. Souvent, on dit à l'enfant que la vie est fondamentalement dangereuse, qu'il ne peut pas être indépendant. Les parents ne reconnaîtront jamais qu'ils retiennent leur enfant parce qu'ils n'ont plus rien à se dire et que la famille s'est épuisée. Ils affirmeront qu'ils aiment l'enfant plus que tout au monde et qu'ils ne peuvent pas risquer sa santé.

Il existe différents moyens d'attacher les enfants. On peut toujours dire : « Tu n'es nécessaire à personne, sauf à moi, personne ne t'aimera comme je le fais, car tu as un caractère désagréable », ou quelque chose du genre. Tous ces messages sous-entendent à l'enfant : « Tu ne survivras pas loin de ta famille ». Souvent, le stade six du cycle de vie familial coïncide avec la crise de la mi-vie des parents, ce qui aggrave encore la situation. Les parents atteignent un âge où ils doivent répondre à de nombreuses questions. Pourquoi vivent-ils ensemble ? Est-ce que leur vie s'est déroulée comme ils le souhaitaient ? S'adonnent-ils à ce qui leur procure du bonheur ? Ont-ils atteint le bien-être social et une qualité de vie élevée ? Si ce n'est pas le cas, l'homme et la femme doivent s'expliquer pourquoi. Parfois, il est pratique de justifier une vie de famille qui ne s'est pas déroulée comme prévu par le comportement ou les troubles de santé physique de l'enfant. « Je n'ai pas réussi ma carrière parce que j'ai élevé un enfant difficile ou malade, il a mal appris ou était ingérable. Maintenant, je ne peux pas faire ce que je veux, car mon enfant est « difficile ». Dans de tels cas, les troubles du comportement de l'enfant deviennent psychologiquement bénéfiques pour des parents faibles.

L'art de la libération réussie

Selon la théorie systémique de la thérapie familiale, le développement familial, de son début à sa fin, comprend sept étapes. Si la sixième étape se passe avec succès, alors se produit la séparation des enfants d'avec les parents au deuxième niveau de changement : leurs relations mutuelles changent, pas seulement la distance physique. Les parents et les enfants peuvent maintenir des relations proches, s'aimer toute leur vie, mais ce ne sont pas les relations entre un petit enfant et ses parents, mais les relations de deux adultes, sans dépendance émotionnelle. Si cela ne se produit pas, alors la séparation est partielle, incomplète. Il est probable que l'enfant émotionnellement dépendant de ses parents ne parviendra pas à créer plus tard une famille heureuse.

Je crois que votre famille survivra avec succès à la sixième étape, vous libérerez judicieusement vos enfants. Ainsi, les enfants se sont mariés, vivent séparément, rencontrent leurs parents, la vie des parents ne s'est pas arrêtée, bien qu'ils soient maintenant seuls. La septième étape commence, symétrique à la deuxième : les conjoints qui ont élevé des enfants ensemble entrent dans la phase de la journée. C'est souvent appelé le syndrome du nid vide. L'homme et la femme ont besoin de remplacer quelque chose par les fonctions de parents désormais inutiles. Dans nos familles, cela est souvent remplacé par des petits-enfants ou des animaux domestiques, tandis que dans d'autres cultures, cela peut être des voyages et des passe-temps.

Bien que nous ne soyons plus obligés de rendre des comptes à nos parents pour nos actions une fois adultes, nous devons nous sentir responsables de ces actions et prendre soin de nos parents (« Honore ton père et ta mère », dit le commandement de Dieu). En vieillissant, la dépendance de nos parents à notre égard augmentera, et nous aurons l'occasion de montrer notre attention et notre soutien, de rendre hommage à leur dévouement et à leur amour.

Chérissons nos proches – ce sont nos racines, notre force et nos traditions. En d'autres termes, aussi tordu que puisse paraître l'arbre généalogique de notre famille, ne nous précipitons pas pour couper la branche sur laquelle nous sommes assis. Les familles parfaites et les parents sans défaut n'existent tout simplement pas.

En maintenant des liens avec nos parents, nous permettons à nos enfants de mieux connaître leurs grands-parents, et nous-mêmes pouvons voir nos parents sous un jour totalement différent.

S'il est difficile de comprendre les points de vue ou les opinions de nos parents ou grands-parents, il vaut mieux ne pas essayer de les expliquer du tout.
Ne les condamnons pas, ne les jugeons pas, laissons-les simplement être eux-mêmes.

N'oublions pas que nous ne pouvons pas savoir comment vivre mieux pour eux, et que nous ne les aurons pas éternellement. Que notre enfance ait été heureuse ou non, que nos relations avec nos parents aient été bonnes ou tendues – cela importe peu aujourd'hui. L'important est que nous ayons un passé commun, des racines communes et que nous soyons liés par des liens indissolubles.

Nous sommes comme des fruits suspendus aux mêmes branches de l'arbre généalogique. Le même sang coule dans nos veines. Nous sommes liés par des souvenirs communs. Il est donc tout à fait naturel que nous voulions participer à la vie les uns des autres aujourd'hui : prendre soin les uns des autres, partager les soucis et les joies, couvrir les faiblesses les uns des autres et mettre en valeur les qualités fortes. Les situations tendues et les conflits devraient être résolus en suivant de vieux principes – parler, s'excuser, pardonner.

Les caractéristiques principales du rôle social des enfants adultes sont la gratitude (pour la vie donnée) et le respect (la capacité de respecter le choix des parents et de les laisser être ce qu'ils sont, sans changer, sans éduquer, sans les rendre heureux selon notre compréhension).

Les caractéristiques principales des parents d'enfants adultes sont la fierté envers leur enfant (peu importe s'il est scientifique ou facteur) et le respect (respecter les choix, les décisions, se réjouir des compétences actuelles et simplement être présents).

Nous pensons tous parfois : « Je voudrais que tout soit facile, que je n'aie pas à endurer des inconforts, à faire face à des obstacles, à faire autant d'efforts », etc. Et nous essayons constamment de faciliter la vie de nos enfants (et la nôtre) en prenant la responsabilité pour eux, en les entourant de notre couverture protectrice. Mais... aussi désagréable que cela puisse être de l'admettre, c'est exactement ce que nous faisons à nos enfants (et à nous-mêmes).

AILES

Un jour, une petite ouverture apparut dans un cocon. Un homme qui passait par là s'arrêta et regarda pendant des heures comment un papillon luttait pour sortir par cette petite ouverture. Beaucoup de temps passa. Il semblait que le papillon était épuisé, et l'ouverture restait toujours aussi petite. Le papillon semblait avoir fait tout ce qu'il pouvait, et qu'il n'avait plus de forces.

Alors l'homme décida d'aider le papillon. Il sortit un petit couteau et coupa le cocon. Le papillon se libéra immédiatement, mais son corps était faible et sans force, ses ailes étaient transparentes, et il pouvait à peine bouger. L'homme continua à observer, pensant que, d'un moment à l'autre, les ailes du papillon s'étireraient et se renforceraient, et qu'il s'envolerait. Rien de tel ne se produisit. Pendant tout le reste de sa vie, le papillon traîna son faible corps sur le sol, ses ailes restèrent recroquevillées. Il ne put jamais voler.

Tout cela se produisit simplement parce que l'homme, voulant aider le papillon, ne comprenait pas que les efforts nécessaires pour sortir par la petite ouverture du cocon étaient indispensables pour que les fluides de son corps aillent dans ses ailes et que le papillon puisse voler.

La vie forçait le papillon à sortir de son enveloppe de cette manière difficile pour qu'il puisse grandir et se développer.

Parfois, dans la vie, les efforts sont nécessaires. Si nous étions autorisés à vivre sans éprouver de difficultés, nous serions privés. Nous ne serions pas aussi forts que nous le sommes maintenant. Nous ne pourrions jamais nous élever.

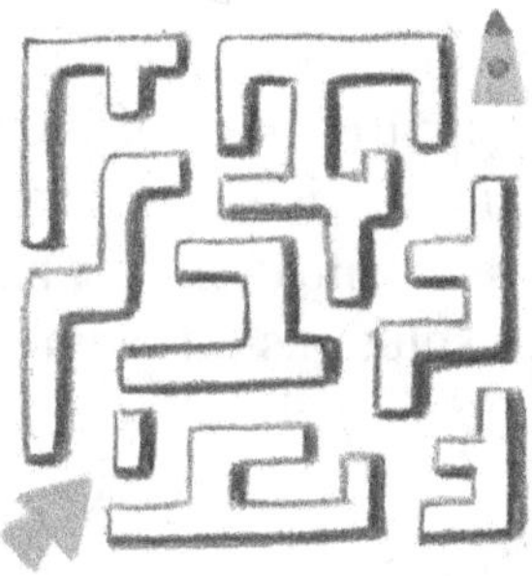

ANALYSE ET EXPLICATION THÉRAPEUTIQUES

Parents – Enfants (Sept phrases qui donnent des ailes)

Il n'est pas nécessaire de les répéter tous les jours et toutes en même temps. Utilisez-les en fonction des situations et rappelez-vous que l'essentiel, ce ne sont pas nos mots, mais nos actions.

I. JE CROIS EN TOI.

Une mère a partagé comment ces mots lui sont revenus comme un boomerang. Un jour, elle perdit les clés de sa voiture. Après les avoir cherchées longuement dans toute la maison, elle s'assit fatiguée sur le canapé et ferma les yeux. Soudain, elle sentit son fils de trois ans se blottir contre elle. Il dit doucement : « Maman, je sais que tu peux trouver tes clés. Je crois en toi ! » Ses mots donnèrent à la mère un second souffle. Elle se leva du canapé, tira la commode et – eurêka ! – les clés étaient là.

II. NE JAMAIS ABANDONNER !

Ces mots peuvent aider à trouver une issue à une situation problématique. Il est important de montrer à l'enfant que ne pas abandonner ne signifie pas s'efforcer obstinément d'atteindre un objectif là où rien ne change malgré tous les efforts. Dans une telle situation, ne pas abandonner signifie être ouvert à des solutions différentes, qui peuvent aider si l'on réfléchit à une nouvelle stratégie.

III. NOUS APPRENONS EN AGISSANT.

Les enfants doivent savoir que les erreurs et les difficultés sont normales. En apprenant à ne pas se décourager face à de petits échecs, ils pourront se préparer à des décisions importantes dans la vie.

IV. CHAQUE PROFESSIONNEL A ÉTÉ UN ÉLÈVE COMME TOI MAINTENANT.

En sachant que toutes les personnes qui ont beaucoup accompli ont appris et commis des erreurs à un moment donné, vos enfants comprendront que la patience, la persévérance et les efforts sont bien plus importants que la perfection.

V. LA DÉFAITE N'EST PAS UNE OPTION.

Il est important d'enseigner aux enfants que chaque expérience est une leçon, une nouvelle opportunité et un moyen de créer de nouvelles stratégies. Perdre n'est pas une option. L'option est d'apprendre, de grandir, de croire en ses forces et d'être fier de sa persévérance.

VI. TU DOIS APPRENDRE DE CHAQUE BLESSURE.

Chaque fois que ton enfant se trouve dans une situation désagréable et en sort blessé, il est important de lui demander quelle leçon il en a tirée. C'est l'école de la vie – chaque bleu et chaque égratignure ont un sens et nous apprennent quelque chose. Il est important d'en tirer des conclusions.

VII. TU ES EN SÉCURITÉ. TU ES ENTOURÉ D'AMOUR ET DE SOINS.

Souviens-toi de ton enfance, quand tu te sentais en sécurité et aimé. Cela donne confiance en soi, procure du courage et un sentiment d'harmonie.

Chaque soir avant de dormir, tu peux répéter ces mots à ton enfant, qu'ils l'accompagnent tout au long de sa vie, et quand il sera adulte, qu'ils l'aident à rester courageux et sûr de lui en période de difficulté.

MONDE INTÉRIEUR

VALEUR

Un jour, un jeune homme visita un Maître et dit :

– Je suis venu vers vous parce que je me sens tellement insignifiant et inutile que je n'ai même plus envie de vivre. Tout le monde autour de moi dit que je suis un raté, un bon à rien et un idiot. Pouvez-vous m'aider ?!

Jetant un coup d'œil rapide, le Maître répondit hâtivement :

– Désolé, mais je suis très occupé en ce moment et je ne peux pas t'aider. Je dois résoudre une affaire urgente. – Puis, après un instant de réflexion, il ajouta : – Mais si tu acceptes de m'aider, je pourrai alors m'occuper de ton problème.

– O… oui, avec plaisir, – murmura-t-il, bien que dans ses pensées il ajouta amèrement qu'une fois de plus, il était mis de côté, relégué à un rôle insignifiant.

– Bien, – répondit le Maître, et il enleva de son petit doigt gauche une bague avec une belle pierre précieuse.

– Prends un cheval et cours au marché ! Je dois vendre cette bague de toute urgence pour rembourser une dette. Essaye d'obtenir le maximum, mais ne l'accepte pas pour moins qu'une pièce d'or ! Va et reviens le plus vite possible.

Le jeune homme prit la bague et se précipita. Arrivé sur la place du marché, il commença à proposer la bague aux marchands. Au début, ils étaient très intéressés par sa marchandise. Mais dès qu'ils entendaient parler d'une pièce d'or, leur intérêt disparaissait aussitôt. Certains se moquaient ouvertement de lui, d'autres se détournaient simplement, et seul un vieux marchand lui expliqua poliment qu'une pièce d'or était bien trop chère pour une telle bague. Oui, elle valait quelques pièces de cuivre, peut-être même une pièce d'argent, mais cela au mieux.

En entendant les paroles du vieil homme, le jeune homme se sentit très abattu, car le Maître avait demandé au moins une pièce d'or. Après avoir parcouru tout le marché et parlé à une centaine de personnes, il revint les mains vides. Très abattu, il se présenta devant le Maître.

– Je n'ai pas réussi à accomplir votre mission, – dit-il en baissant la tête. – Au mieux, j'aurais pu obtenir quelques pièces d'argent, mais vous aviez demandé une pièce d'or ! Et cette bague ne vaut pas tant…

– Tu viens de prononcer des mots très importants, mon fils ! – répondit le Maître. – Avant de vendre une bague, il serait bon de connaître exactement sa véritable valeur. Et qui peut le faire mieux qu'un bijoutier ? Va le voir et propose-lui d'acheter la bague. Écoute ce qu'il dira, mais quoi qu'il en soit, ne la vends pas, et reviens simplement me voir.

Le jeune homme monta à nouveau sur son cheval et se précipita chez le bijoutier.

Le bijoutier examina la bague longtemps à travers une loupe, puis la pesa sur une petite balance et dit finalement :

– Dis au Maître que je ne peux pas lui payer plus de cinquante-huit pièces d'or maintenant, mais si tu me donnes un peu de temps, j'achèterai la bague pour soixante-dix, en tenant compte de l'urgence de la transaction.

– Soixante-dix pièces d'or ?! – s'exclama le jeune homme avec une immense joie. Il remercia le bijoutier et retourna au plus vite.

– Assieds-toi, – dit le Maître après avoir écouté le récit du jeune homme. – Mon fils, sache que tu es comme cette bague. Précieux et unique ! Et seule une véritable expertise peut te juger à ta juste valeur. Alors pourquoi te promènes-tu sur ce marché en attendant que la première personne venue le fasse ?

ANALYSE ET EXPLICATION THÉRAPEUTIQUES

Que vaut-on ?

Vous voulez changer le monde – commencez par vous-même.

Pourquoi certaines personnes sont-elles en bonne santé et d'autres non ? Pourquoi l'une a-t-elle un excellent mari (ou femme), des enfants et une famille harmonieuse, alors que l'autre a moins de chance ? Pourquoi certains réussissent-ils en affaires, aiment leur travail et ont choisi la bonne profession, tandis que d'autres peinent à joindre les deux bouts et sont constamment insatisfaits de ce qu'ils font ?

Arrêtez-vous un instant et regardez autour de vous... peut-être même regardez votre vie d'en haut et réfléchissez : comment êtes-vous arrivé dans ces circonstances, ces situations, ces conditions ? Pourquoi avez-vous ce que vous avez, et quelles sont les réactions émotionnelles qui en résultent ?

La réponse est simple et brève : parce que vous le méritez !

Et là, il n'y a plus personne à blâmer, sauf vous-même. Vous avez la famille, le travail, les enfants, la santé et l'argent que vous méritez. Vous voulez protester ? Cela signifie que vous êtes « dans votre vérité »... et tant que vous n'en sortirez pas et ne vous regarderez pas de l'extérieur, votre vie ne commencera pas à changer dans le sens souhaité (meilleur).

Nous recevons tout en fonction de ce que nous valons. Qu'est-ce que cette notion abstraite et comment mesurer cette valeur personnelle ? – demanderez-vous.

Supposons que la valeur personnelle se mesure par la maturité intérieure, la sagesse, la compréhension et le respect des lois de l'Univers, ainsi que par l'« écologie » intérieure. Le plus important est que cette valeur n'est pas mesurée par nous-mêmes. Se plaindre en disant : « Je mérite, pourquoi ne m'a-t-on pas donné ? » ou essayer de prendre en pensant que l'on mérite, est une occupation futile. C'est comme si quelqu'un contractait un prêt, achetait une voiture et la détruisait après quelques jours. Le prêt reste, mais la voiture n'est plus.

Nous sommes tous venus dans ce monde pour apprendre et nous développer, grandir. Ceux qui cessent de grandir, de s'améliorer, sont relégués à la marge de l'Univers pour « finir » leur vie, en d'autres termes, ils dégénèrent. Le meilleur indicateur de notre croissance intérieure est le reflet du monde qui nous entoure : notre environnement, la société dans laquelle nous vivons, la formation de situations, de circonstances et de relations montrent directement ou indirectement ce qui se passe dans notre vie et en nous.

Principe d'équilibre ou liens invisibles

Le soi-disant principe d'équilibre fonctionne ici comme une balance. Un plateau de la balance est à l'intérieur de l'homme, l'autre à l'extérieur. Ce que nous avons à l'intérieur, en certaines proportions et changements, se reflète dans le monde extérieur. Par exemple, les émotions ressenties dans l'enfance, la jeunesse et l'âge mûr façonnent et reflètent vos relations avec le monde, les gens, vos valeurs et votre coefficient de réussite.

Ou autrement dit : les scientifiques parlent de l'holographie du monde, que l'on peut brièvement décrire par les mots « ce qui est en bas est comme ce qui est en haut ».

C'est pourquoi, si vous vous demandez comment changer le monde autour de vous, que vous le vouliez ou non, vous devrez commencer par vous-même. Il est inutile de prendre des médicaments, de se fâcher contre vos enfants, de changer de partenaires ou de travail, de vous plaindre de ne pas avoir d'argent, etc.

Tout d'abord, vous devez accepter les circonstances et la situation dans laquelle vous vous trouvez – les accepter. Tout cela montre votre niveau de développement et constitue le point de départ qui vous aidera à déterminer où, comment et combien vous commencerez à avancer vers le résultat souhaité. La gratitude sincère pour ce que vous avez est également un indicateur de votre valeur intérieure, nécessaire pour aller de l'avant.

Lorsque vous développez des qualités dans divers domaines de la vie nécessaires pour grandir et vous développer, le monde vous en informe immédiatement. Vous avez fait le travail – vous obtenez le résultat. Le résultat sera directement proportionnel à l'énergie consommée et aux efforts déployés. Voici l'unité de mesure de la valeur personnelle. Encore une fois, ce n'est pas nous qui la déterminons. Et si vous pensez que le travail accompli était énorme et que le résultat est négligeable, ce n'est probablement pas tout à fait cela. Le travail n'a probablement pas été fait correctement en raison d'un manque de connaissances ou n'a pas été terminé.

La bonne nouvelle est qu'au fil du temps, en avançant dans la vie vers le bien-être avec des connaissances et un développement personnel, vous commencerez à sentir et à comprendre ce dont vous avez vraiment besoin, vous verrez vos véritables besoins et possibilités, et vous saurez quoi faire pour obtenir tout cela (cela concerne aussi bien les éléments matériels qu'immatériels de la vie). Vous comprendrez également combien vous valez, sur quoi vous devriez encore travailler pour augmenter votre valeur et obtenir ce que vous désirez, et selon quels critères l'Univers évalue votre valeur et vous accorde divers biens.

ATTENTION

Il était une fois un homme qui avait trois rêves : obtenir un emploi bien rémunéré, épouser une belle femme et devenir célèbre dans le monde entier.

Un froid jour d'hiver, cet homme se précipitait pour un entretien dans une entreprise renommée. Soudain, un homme âgé marchant devant lui a glissé et est tombé. L'homme a regardé le vieil homme par terre et a pensé qu'il devait être ivre. Il a continué son chemin. Il est arrivé à l'entretien à temps, mais celui-ci s'est mal passé et il n'a pas été embauché.

Un soir d'été chaud, l'homme se promenait dans les rues de la ville. En voyant un groupe d'artistes de rue, il s'est arrêté pour apprécier leur spectacle. Le public était peu nombreux, bien que la pièce soit amusante et captivante. À la fin du spectacle, les spectateurs ont commencé à partir. L'homme s'apprêtait à partir lui aussi, mais quelqu'un a touché doucement son épaule. C'était l'actrice principale, jouant le rôle d'une vieille dame dans la pièce. Elle a commencé à lui demander s'il avait aimé le spectacle et s'il était satisfait du travail des acteurs. Mais l'homme n'avait pas envie de parler et, sans répondre, il est rentré chez lui.

Un soir pluvieux d'automne, l'homme se dépêchait de rentrer chez lui. Il était fatigué et n'avait qu'une seule pensée en tête : un bain chaud et un lit douillet. Soudain, il a entendu un sanglot étouffé. Une femme pleurait. Elle était assise sur un banc près de chez lui, toute seule et trempée par la pluie. La femme a abordé l'homme et a demandé de l'aide. Une tragédie avait frappé sa famille et elle cherchait quelqu'un qui pourrait l'écouter. L'homme a réfléchi, mais se souvenant de son bain chaud et de son lit douillet, il a pressé le pas et est rentré chez lui, laissant la femme sous la pluie.

L'homme a vécu une vie triste et malheureuse. Après sa mort, il a rencontré son ange et a commencé à se plaindre :

– Tu sais, ma vie a été malheureuse, je n'avais que trois rêves, mais aucun ne s'est réalisé… Quel dommage…

– Hm… Mon ami, j'ai fait tout mon possible pour que tes rêves deviennent réalité, mais pour cela, j'avais besoin de trois choses de ta part : ta main, tes yeux et ton cœur.

– Je ne comprends pas de quoi tu parles.

– Te souviens-tu de l'homme qui est tombé un jour d'hiver glacial sur un chemin verglacé ? C'était le PDG de l'entreprise où tu voulais travailler. Une carrière éblouissante t'attendait. Et tout ce qu'il te fallait à ce moment-là, c'était ta main.

Te souviens-tu de l'actrice qui t'a abordé un soir d'été chaud ? C'était une belle femme qui était tombée amoureuse de toi au premier regard. Un avenir heureux vous attendait, des enfants, un amour éternel. Mais sous le maquillage, tu n'as pas vu sa beauté. Et tout ce qu'il te fallait à ce moment-là, c'était tes yeux.

Te souviens-tu de la femme qui pleurait un soir pluvieux d'automne ? C'était une écrivaine célèbre. Elle traversait une crise et avait désespérément besoin d'un soutien moral. Si tu l'avais aidée à se réchauffer et à écouter sa douleur, elle aurait écrit un livre où elle raconterait cet incident. Le livre serait devenu populaire dans le monde entier, et tu serais devenu célèbre, car dans les premières pages du livre, l'auteure aurait mentionné le nom de celui qui l'a soutenue dans son moment le plus difficile et est devenu la source d'inspiration de son œuvre. Et tout ce qu'il te fallait à ce moment-là, c'était ton cœur.

Tu as manqué d'attention, mon ami.

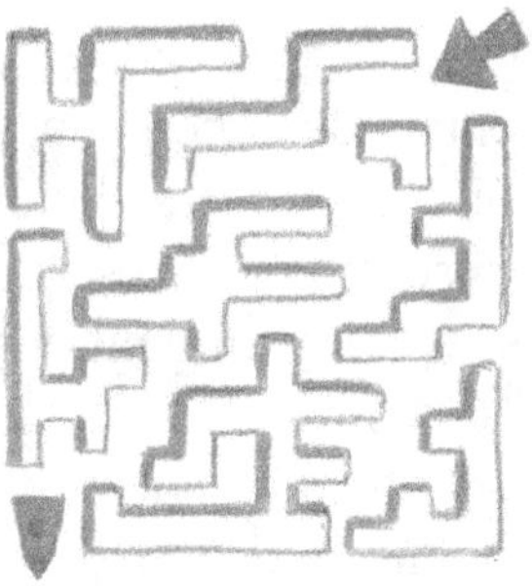

ANALYSE ET EXPLICATION THÉRAPEUTIQUES

Qu'est-ce que les changements et comment se produisent-ils ?

Il est d'abord important de comprendre la différence entre le changement et la transformation. Les changements dans notre vie vont et viennent – c'est-à-dire que nous avons la possibilité de rester au même endroit ou de revenir à notre position initiale. Une fois la transformation accomplie, il n'y a plus aucune possibilité de vivre comme avant – c'est une métamorphose.

Si vous êtes prêt pour des transformations irréversibles, voici quelques premiers pas que vous pouvez entreprendre :

Éliminez le désordre de votre environnement.

Tout ce qui est devenu inutile, tout ce qui vous donne l'impression de vous étouffer, occupe de l'espace et du temps et vous empêche d'avancer – c'est ce désordre qu'il faut éliminer.

Vous pouvez vous débarrasser de beaucoup de choses : Des objets inutiles, des événements, des personnes désagréables, des rituels sans signification, des lieux ennuyeux, de la culpabilité, des pensées négatives, de l'autocritique, des croyances imposées, des obligations superficielles, du désir d'approbation, des limites fixées, de l'insatisfaction, de l'habitude de tout remettre au lendemain, des pensées anxieuses et même de l'amour malheureux.

Écoutez vos besoins intérieurs.

En vivant en société, nous risquons de perdre nos besoins essentiels intérieurs et de nous égarer dans des besoins « dictés ». Avez-vous remarqué que les stéréotypes puissants nous captivent ? Par exemple, l'idée que nous devons vivre dans le luxe ? Ou le rythme ! Si mon rythme de vie est plus lent, je ne correspond plus au modèle, au standard associé à une personne réussie. Il est important d'ajuster constamment la vérité absolue à la vérité relative en nous. Rejetez ce qui nous est imposé.

Essayons de répondre à trois questions :

- Qui suis-je ?
- Quelles sont mes croyances ?
- Quel chemin veux-je emprunter ?

Test « À quoi je consacre mon temps ? »

– Quel chemin veux-je emprunter ? Une réponse peut être trouvée avec un test simple : « À quoi je consacre mon argent et mon temps ? » Si chacun de nous avouait sincèrement ce qu'il ressent en dépensant son argent, après avoir satisfait les besoins essentiels (un toit, de la nourriture et des vêtements), et surtout son temps, nous découvririons beaucoup de choses intéressantes sur nous-mêmes… Certains, après avoir acheté un gâteau, se sentent coupables pendant longtemps… D'autres, après avoir longuement regardé une robe (un sac ou des chaussures) en vitrine, y renoncent finalement… mais se sentent coupables et frustrés pendant longtemps. Peut-être que quelqu'un, en travaillant des heures supplémentaires, se console en pensant « il le faut », mais ne veut même pas penser à combien il devra payer la nounou pour la garde des enfants le soir… Enfin, si nous en sommes au point où nous passons du temps là où nous le voulons et achetons seulement ce que nous voulons, les sentiments peuvent être le meilleur indicateur pour savoir si c'est vraiment la bonne direction dans la vie, notre vocation sur cette terre… La tranquillité et la satisfaction intérieure signifient « oui ». Les doutes, l'anxiété, la culpabilité – un « non » indiscutable.

Il est important de se rappeler que la satisfaction peut être réelle (durable) ou illusoire (courte), ne satisfaisant que nos besoins égoïstes. Le plus grand bonheur réside dans le partage : de l'amour, des sentiments, des relations, des connaissances…

Suivez le chemin de votre joie.

Que votre priorité de vie soit la joie. Que tout ce que vous faites vous procure de la joie.

Selon les Japonais, nous avons tous notre ikigai – la raison de vivre. Certains l'ont déjà trouvé, d'autres le cherchent encore au plus profond d'eux-mêmes.

Ce qui donne un sens à la vie, ce qui nous fait nous réveiller chaque matin avec joie. C'est une brève et claire description de mes intérêts de vie qui me procurent de la joie. L'engagement, le désir de s'adonner rapidement à une activité aimée et de la réaliser au mieux, procure à l'homme un sentiment de satisfaction et de valeur, une raison de vivre.

Ceux qui connaissent leur ikigai ne souffrent pas de dépression, n'ont pas de mauvaises habitudes, et leur attitude est optimiste. Il est donc très important pour chacun qui souhaite vivre longtemps et de manière productive de trouver une raison de se lever le matin.

Révéler son talent essentiel peut demander beaucoup d'énergie et de temps. Vous devrez prendre de nombreuses décisions réfléchies et importantes, faire de nombreux choix. Et il vaut mieux commencer dès que possible. Malheureusement, beaucoup de gens repoussent cela. Plus vous commencez tôt à vous chercher, plus vous ressentirez rapidement la plénitude et l'harmonie de la vie.

Il est généralement admis que notre ikigai se trouve à l'intersection de ce que nous désirons le plus et de ce que nous faisons le mieux.

Réécrivez le scénario de votre vie.

Toutes les choses qui existent aujourd'hui ont d'abord vu le jour dans des rêves et des pensées avant de devenir réalité. Quelqu'un a imaginé, conçu, dessiné et construit le téléphone portable avant qu'il ne devienne notre quotidien.

Visualisez-vous dans le futur, tel que vous souhaitez être : un voyageur, un écrivain, un conférencier, un scientifique... mais d'abord, comprenez où vous en êtes maintenant.

Trouvez un Mentor – une personne qui est pour vous une autorité, quelqu'un que vous admirez et que vous souhaitez suivre, qui possède les compétences nécessaires pour vous guider sur le chemin du succès. Toutes les personnes ayant accompli de grandes choses ont des mentors qui les aident à trouver la bonne direction et à avancer de manière plus efficace.

Décidez de qui vous voulez être le fils. Oui, cela peut sembler étrange. Nous sommes tous déjà les enfants de quelqu'un, mais nous ne sommes pas seuls dans ce monde, ce qui signifie que nous avons la possibilité d'apprendre des autres. Sénèque a dit : « Nous aimons répéter que nous ne pouvons pas choisir nos parents, car ils nous sont donnés par le destin, mais nous pouvons certainement choisir de qui nous voulons être les fils. » Cela signifie que nous pouvons choisir un Mentor. Une personne que nous voulons suivre, devenir un maître comme lui dans un domaine particulier. Ainsi, en trouvant un mentor, nous pouvons devenir ce que nous admirons.

Lorsque l'élève est prêt, le maître apparaît. La vie est une école. Chaque problème est juste un autre exercice que nous pouvons résoudre, et l'humeur avec laquelle nous aborderons cette solution dépend uniquement de nous. La gratitude est le code PIN de l'apprenant. Une pratique quotidienne qui nous fait passer de la pénurie à l'abondance.

EN HAUT

Imaginez que vous volez dans une montgolfière. Dans le panier, il n'y a que vous et vos bagages. Tout à coup, vous remarquez que vous descendez, la montgolfière plonge rapidement vers le sol, et dans moins de dix minutes, vous allez vous écraser… à moins de trouver immédiatement une solution pour vous sauver.

La seule solution possible dans cette situation est de jeter du lest, au moins la moitié… Ce sont les objets ou vous. Vous les regardez et hésitez quelques secondes. Mais alors, vous prenez la décision et jetez par-dessus bord ce que vous avez accumulé toute votre vie.

Un par un, vous les jetez jusqu'à ce que la montgolfière cesse de descendre, se stabilise. Vous en jetez encore et voilà, vous commencez à remonter. Vous êtes libre !!!

Cela se produit dans notre vie quotidienne, bien sûr, dans des circonstances moins dramatiques. Nous accumulons des objets et des pensées, nous les gardons pendant des années sans même nous rendre compte qu'ils deviennent ce lest qui nous empêche d'avancer, nous retient sur place ou nous tire vers le bas. Exactement comme dans une montgolfière.

Voici quelques idées de ce dont vous pouvez vous débarrasser pour avancer librement, vous sentir léger et commencer à monter, à gagner en vitesse :

Attachement.

À tout ce qui vous est arrivé, ce qui était dans votre vie : des objets inutiles, des événements, des personnes désagréables, des rituels sans signification, des lieux ennuyeux. Demandez-vous : êtes-vous attaché à tout cela ? Si oui, prenez la décision et jetez-les.

Culpabilité.

Elle n'a absolument aucun effet positif : qu'est-ce qui changera si vous vous sentez coupable ? Rien. Cela ne fait que susciter en vous de la tristesse et de l'autocritique. Il vaut mieux s'en débarrasser.

Pensée négative.

Savez-vous que les pensées se matérialisent ? C'est donc dangereux. Tout ce que vous pensez finit par devenir réalité… Peut-être vaut-il la peine de se débarrasser de ce fardeau ?

Autocritique.

Elle commence souvent avec de bonnes intentions – le désir de changer, de devenir meilleur. Mais lorsqu'elle dépasse les limites, elle devient destructrice et douloureuse. Débarrassez-vous de cette douleur.

Croyances.

Elles sont comme des barreaux de prison qui limitent votre pensée, votre champ de vision et vos actions. Elles vous privent de la possibilité de réaliser vos rêves. Jetez les croyances obsolètes !

Devoirs imposés.

Ce sont les tâches que vous accomplissez par obligation, sans réfléchir si vous le souhaitez vraiment. C'est la voie directe vers ce qu'on appelle « vivre pour les autres ». En avez-vous vraiment besoin ? En réalité, vous ne devez rien à personne.

Le désir de recevoir l'approbation.

C'est le désir de plaire, d'être accepté, mais pas tel que vous êtes, mais tel que les autres veulent vous voir. Peut-être est-il temps de commencer à vous écouter vous-même, plutôt que la foule ?

Limites fixées.

Ce ne sont que des limites fixées dans votre tête. Il n'y a pas de limites dans le monde, nous les créons nous-mêmes. Sortez de là.

Insatisfaction.

C'est un état émotionnel négatif qui nuit gravement à la santé physique. Les scientifiques ont depuis longtemps prouvé que cela augmente directement le risque de maladies cardiovasculaires. Si vous voulez avoir un cœur en bonne santé, débarrassez-vous de votre insatisfaction !

L'habitude de tout remettre à demain.

Ce n'est pas exactement de la paresse, c'est un sabotage intérieur qui vous empêche de réaliser des tâches importantes et de progresser. Cela peut être la cause de votre chute. Il faut s'en débarrasser.

Pensées inquiètes.

Penser constamment que quelque chose de désagréable pourrait se produire à l'avenir.

Ces pensées proviennent d'un manque de confiance, de la peur de l'avenir et sont généralement de simples créations de votre esprit. Demandez-vous si vous avez une preuve réelle que cela va vraiment se produire ? Sinon, ne vous en souciez pas, laissez-les partir.

Amour malheureux.

Il ferme souvent les portes de votre cœur pendant longtemps. Cela peut durer des années, mais en réalité, vous souffrez non pas de la perte elle-même, mais de la pensée de cette perte.

Mauvais souvenirs.

Ils vous font revivre sans cesse ces moments désagréables, rester coincé dans cette histoire qui vous est arrivée. Leur place est dans le passé, alors laissez-les y rester.

Objets inutiles.

Ceux qui s'accumulent partout parce que vous pensez qu'ils pourraient servir un jour... Ils prennent de la place, réduisent considérablement la quantité d'air dans la pièce, accumulent la poussière et deviennent vraiment un fardeau dans la vie. Jetez-les !

Mauvaise compagnie.

Ce sont les personnes malhonnêtes, manipulatrices, envieuses et renfrognées de votre entourage – restez aussi loin que possible de ces personnes.

Image de soi construite.

Vous dépensez énormément d'énergie pour maintenir cette image. Vous essayez d'être ce que les autres ont l'habitude de voir en vous depuis des années – c'est un véritable enfer. Vous vous privez ainsi de la possibilité de changer de plans, de grandir et de découvrir vos meilleures qualités et talents, même ceux que vous ignorez.

Identification à une profession.

Cela vous prive des possibilités d'élargir vos domaines d'activité, de limiter votre créativité. N'oubliez pas qu'une profession n'est qu'un rôle social.

Comportement stéréotypé.

Il est caractéristique de certains segments de la société et se manifeste lorsque vous agissez comme tout le monde, sans même réfléchir si cela correspond vraiment à vos besoins : regarder des émissions populaires ou suivre la mode anorexique... Soyez vous-même !

Préoccupations pour les autres.

Les échecs et malheurs des autres vous font souvent souffrir et vivre cela de manière trop personnelle. Il vaut la peine de tout voir d'une distance objective, de laisser les événements suivre leur cours sans exagérer votre rôle et de rester calme et concentré sur vos priorités.

Perception inadéquate du temps.

C'est l'une des principales causes de tension émotionnelle. Ces pensées vous paralysent pendant votre repos, vous empêchent de respirer librement et de profiter de la vie. En réalité, ce n'est pas un manque de temps, mais vos pensées sur le temps. Débarrassez-vous-en !

PEUR

– Vous êtes forgeron ?

La voix derrière lui était si inattendue que le forgeron sursauta. En plus, il n'avait pas entendu quelqu'un ouvrir la porte et entrer.

– Vous ne savez pas frapper ? – répondit grossièrement le forgeron, en colère contre lui-même et contre le client intrusif.

– Frapper ? Hum... Non, je n'ai pas essayé, – répondit la voix.

Le forgeron prit un chiffon sur la table, s'essuya les mains, se retourna lentement, décidé à dire tout ce qu'il pensait de ce client et de sa visite tardive. Mais il ne dit pas un mot en voyant qui était le client.

– Pourriez-vous réparer ma faux ? – demanda la visiteuse d'une voix féminine mais très rauque.

– Alors c'est fini ? Vous êtes venue me chercher ? C'est la fin pour moi ? – soupira le forgeron en reposant le chiffon sur la table.

– Ce n'est pas encore fini, mais ccla pourrait être bien pire qu'avant, – répondit la Mort.

– Logique, – approuva le forgeron. – On ne peut pas discuter. Et que dois-je faire maintenant ?

– Réparer ma faux, – répéta patiemment la Mort.

– Le forgeron jeta un coup d'œil à la faux. Elle était vraiment très usée, les lames ébréchées et ondulées.

– Je comprends ça, – hocha-t-il la tête. – Et moi, que dois-je faire ? Prier ou rassembler mes affaires ? C'est la première fois, pour ainsi dire...

– Ah, vous parlez de ça... – Les épaules de la Mort frémirent d'un rire inaudible. – Non, je ne suis pas venue pour vous. J'ai juste besoin que vous répariez la faux. Vous pouvez ?

– Alors je ne suis pas encore mort ? – le forgeron se pinça discrètement la jambe.

– Vous devriez le savoir. Comment vous sentez-vous ?

– Plutôt normal.

– Vous ne vous sentez pas mal ? Pas de vertiges ? Aucune douleur ?

– Pas vraiment, – le forgeron écouta ses sensations.

– Alors il n'y a pas de quoi s'inquiéter, – répondit la Mort en lui tendant la faux.

Prenant l'outil de ses mains raides, le forgeron l'examina sous tous les angles. Le travail prendrait une demi-heure, pas plus. Mais l'idée que la Mort serait assise derrière lui à attendre le résultat de son travail l'empêchait de montrer son habileté habituelle. Il se dirigea vers l'enclume comme sur des jambes étrangères, prit le marteau pour marteler les lames.

– Vous... euh... Asseyez-vous.

– La Mort s'assit sur un banc et s'adossa contre le mur.

– Le travail touchait à sa fin. Avant de commencer à aiguiser, le forgeron se retourna à nouveau vers la visiteuse.

– Pardonnez-moi pour ma franchise, mais je ne peux tout simplement pas croire que je tiens dans mes mains un objet qui a tué tant de gens ! Aucune arme dans le monde ne peut égaler cette faux. C'est vraiment incroyable.

– La Mort, jusque-là assise calmement sur le banc et examinant indifféremment l'intérieur modeste de la forge, se figea soudain, tendue. L'ovale noir de son capuchon se tourna lentement vers le forgeron.

– Une arme ? Vous avez dit « une arme » ?

– Peut-être que je ne l'ai pas bien nommé, je voulais juste...

– Le forgeron n'eut pas le temps de finir. La Mort se leva d'un bond et courut vers le forgeron.

– Combien de personnes pensez-vous que j'ai tuées ? – siffla-t-elle entre ses dents serrées.

– Je... Je ne sais pas, – le forgeron baissa les yeux vers le sol.

– Combien ?!!! – cria la visiteuse directement dans son visage.

– Comment puis-je savoir combien ils étaient ?! – gémit le forgeron.

La Mort retira sa main et resta silencieuse pendant quelques secondes. Puis, courbée, elle retourna à son banc et s'y assit lourdement en soupirant.

– Donc, vous ne savez pas combien ils étaient ? – dit-elle doucement et, sans attendre de réponse, continua. – Et si je vous disais que jamais, vous entendez – jamais !!! – je n'ai tué qui que ce soit ? Que diriez-vous ?

– Mais... Et alors comment...

– Je ne tue jamais les gens. Pourquoi le ferais-je, alors que vous vous en chargez très bien vous-mêmes ? Vous vous tuez les uns les autres pour des bouts de papier appelés argent, par colère et par haine, vous pouvez même tuer pour le plaisir. Et quand vous en avez marre, vous déclenchez des guerres et vous vous tuez par milliers. Vous aimez ça. Vous êtes dépendants du sang des autres. Et vous savez ce qui est le plus répugnant ? Vous ne pouvez même pas l'admettre à vous-mêmes ! Il est plus facile pour vous de tout me reprocher…

La Mort se tut un instant.

– Sais-tu qui j'étais autrefois ? Une jeune fille belle, accueillant les âmes des gens avec des fleurs et les accompagnant jusqu'à l'endroit où elles étaient destinées après la mort. Je souriais et les aidais à oublier ce qui s'était passé. C'était il y a très longtemps… Regarde ce que je suis devenue !

Les derniers mots, elle les cria, se levant brusquement du banc et jetant sa capuche en arrière.

C'était un visage ridé et desséché de vieille femme. De rares cheveux gris pendaient en mèches emmêlées, les coins de ses lèvres gercées étaient anormalement abaissés, exposant des dents tordues. Mais ce qui était le plus effrayant, c'étaient ses yeux. Des yeux complètement décolorés regardaient le forgeron avec un regard totalement vide.

– Regarde ce que je suis devenue ! Et tu sais pourquoi ? – elle fit un pas de plus vers le forgeron.

– Celui-ci, complètement bouleversé, secoua simplement la tête.

– Bien sûr que tu ne sais pas, – sourit amèrement la visiteuse. – C'est vous qui m'avez transformée ainsi. J'ai vu des mères tuer leurs enfants ; j'ai vu des frères tuer leurs frères ; j'ai vu des hommes tuer cent, deux cents, trois cents autres hommes en une journée !... Je pleurais en regardant cela, je hurlais, ne comprenant rien, incapable de le croire, criant d'horreur...

– Des larmes brillèrent dans les yeux de la Mort.

– J'ai échangé ma magnifique robe contre ces haillons noirs pour cacher les taches de sang. J'ai mis une capuche pour que les gens ne voient pas mes larmes. Je ne vous offre plus de fleurs. Vous m'avez transformée en monstre. Et puis vous m'avez accusée de tous vos péchés... Bien sûr, ce n'est pas si simple... – Elle regardait le forgeron avec un regard vide. – Je vous accompagne. Je vous montre le chemin.

Mais je ne tue pas... Donne-moi ma faux, imbécile malheureux...

– Prenant l'outil des mains du forgeron, la Mort se retourna et se dirigea vers la porte.

– Puis-je encore poser une question ? – demanda timidement le forgeron.

– Tu veux savoir pourquoi j'ai besoin d'une faux ? – demanda la Mort, s'arrêtant dans l'embrasure de la porte sans se retourner.

– Oui.

– Le chemin vers le Paradis, – répondit la visiteuse, – est complètement envahi…

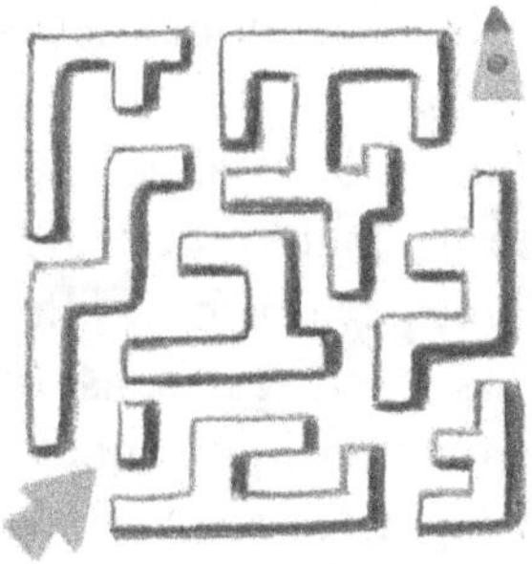

ANALYSE ET EXPLICATION THÉRAPEUTIQUES

La peur de manquer d'argent – d'où elle vient

« Un riche devenu pauvre se comporte comme un riche pendant encore quarante ans, et un pauvre devenu riche se comporte comme un pauvre pendant encore quarante ans », – cette sagesse orientale explique assez bien l'origine de la peur de manquer d'argent.

Il existe une théorie selon laquelle les femmes dont le salaire diminue prennent du poids au niveau des hanches et des cuisses, comme pour se protéger de leur peur. Cependant, la peur intense de perdre ses revenus se manifeste différemment chez chacun.

L'une des manifestations est un travail acharné. C'est la réaction des personnes actives, énergiques et déterminées, considérée par les scientifiques comme une forme bénigne d'agression. Les personnes ayant connu des privations matérielles pendant leur enfance travaillent énormément une fois adultes. Leur priorité est le salaire et la volonté d'éviter toute situation de pénurie financière. Si ce sont des femmes, elles atteignent souvent des carrières impressionnantes, développant en elles de nombreuses qualités masculines.

Une autre manifestation de cette peur se retrouve chez les personnes ayant connu la prospérité matérielle. Elles cherchent par tous les moyens des sources de revenus. Elles essaient de le faire par des moyens externes, sans se surcharger. Vous connaissez probablement ces personnes : elles disent qu'il n'y a pas de travail, qu'elles ne sont pas embauchées à cause de leur âge, qu'elles sont prêtes à se plaindre sans cesse, mais si vous leur proposez un emploi de caissier ou de figurant dans une émission de télévision, elles trouvent des excuses et disent que ce travail n'est pas pour elles. Ce sont des personnes avec un masque de malheur, jouant le rôle de la victime. Ce sont prétendument des personnes défavorisées par le destin, qui n'ont tout simplement pas la possibilité de gagner de l'argent – manque de compétences, d'investissements ou simplement de circonstances chanceuses pour obtenir beaucoup d'argent. Ces personnes recherchent constamment des sources de revenus : elles écrivent diverses demandes à de nombreuses institutions pour obtenir des subventions, se lamentent auprès de leurs proches et demandent de l'aide à droite et à gauche. Elles se battent particulièrement férocement pour les héritages. Le rôle de la victime se transforme alors en celui du persécuteur, et ces personnes peuvent effrayer même les employeurs, les avocats et encore plus ceux qui vivent avec eux.

Un autre type est constitué de personnes qui ont peur de perdre tout ce qu'elles gagneront un jour. Ce sont les descendants des riches dépossédés (réprimés, expropriés).

Au niveau génétique, ils ont un « enregistrement » indiquant que d'être riche est dangereux pour la vie. Ainsi, ils regardent avec paresse et désintérêt l'expression de soi sur le plan matériel, et les gens autour ne peuvent pas comprendre ce comportement. Ces personnes n'essaient même pas de gagner de l'argent, pensant « que cela ne marchera de toute façon pas, alors pourquoi même essayer ». Parfois, ce type de personne gagne beaucoup d'argent et le dépense d'un coup de manière totalement non constructive. On ne peut pas les appeler des acheteurs compulsifs. Une femme peut, par exemple, acheter un sac à main à la dernière mode coûtant la moitié de son salaire, puis acheter les produits alimentaires les moins chers pendant un mois. La cause réside dans la petite enfance. On pense que ces personnes ont vécu dans des conditions où elles ne pouvaient pas se permettre ce que leurs pairs avaient. Ainsi, adultes, elles essaient d'obtenir tout ce qui était impossible dans leur enfance. On les appelle aussi des acheteurs impulsifs. Ces personnes dépensent beaucoup et prennent des crédits pour acheter des objets simples et souvent non essentiels. Elles ne peuvent même pas économiser pour un acompte minimum sur un achat important.

La peur de manquer d'argent s'accentue si des facteurs tels que l'expérience négative (pauvreté dans la famille des parents) ou la dépendance totale à une autre personne (conjoint unique source de revenus, l'autre partenaire ne gagnant rien ou n'ayant pas de profession) existent dans la vie d'une personne.

La peur de l'avenir est liée au fait que nous percevons chaque imprévu comme un fait négatif – quelque chose peut arriver, et nous serons impuissants.

Aujourd'hui, les ressources matérielles ne sont pas un luxe, mais une source d'existence. Elles garantissent un accès à de meilleurs services (éducation, médecine, alimentation), et le résultat en est une vie plus sûre. Le besoin de sécurité de l'homme est en deuxième place après les besoins physiologiques primaires (faim, soif, sommeil...). Ainsi, l'ensemble « maison, travail, amis et relations avec les parents et les enfants » constitue la base de la tranquillité personnelle.

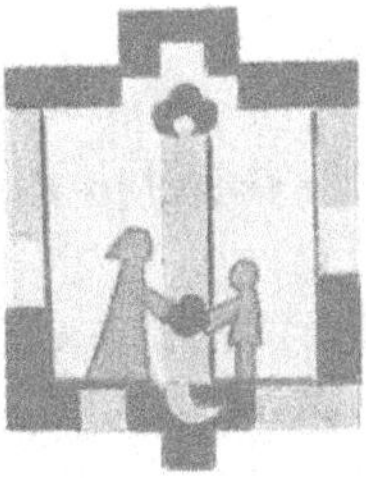

NFLUENCE

Debout devant sa classe de cinquième le premier jour d'école, l'enseignante dit aux enfants une fausse vérité : elle leur dit que, comme la plupart des enseignants, elle les aimait tous également. Mais cela était impossible, car au premier rang était assis un garçon courbé nommé Teddy Stollard.

Mme Thompson avait observé Teddy auparavant et avait vu qu'il ne réussissait pas à jouer avec les autres enfants, que ses vêtements étaient en désordre et qu'il avait besoin d'être lavé. De plus, Teddy était parfois un enfant désagréable. Corrigeant les travaux de Teddy, Mme Thompson prenait plaisir à lui mettre de mauvaises notes et à marquer les erreurs avec de l'encre rouge.

Dans l'école où travaillait Mme Thompson, les enseignants devaient examiner les dossiers des élèves des classes précédentes. Elle avait remis à plus tard l'examen du dossier de Teddy jusqu'à la fin de l'année et fut surprise...

La maîtresse de première année de Teddy avait écrit qu'il était un enfant brillant, riant beaucoup, travaillant consciencieusement, se comportant bien. Il était agréable de travailler avec lui.

La maîtresse de deuxième année avait écrit que Teddy était un excellent élève, mais qu'il était préoccupé car sa mère souffrait d'une maladie incurable. À la maison, ce n'était pas facile pour lui.

La maîtresse de troisième année avait écrit que la mort de sa mère l'avait beaucoup affecté, il essayait de faire de son mieux mais avait du mal. Son père ne s'occupait pas beaucoup de lui et sa vie allait se détériorer s'il n'était pas pris en charge.

La maîtresse de quatrième année avait écrit que Teddy s'isolait de tout le monde et ne s'intéressait pas à l'école, qu'il n'avait pas d'amis et qu'il dormait pendant les cours.

Maintenant, Mme Thompson comprenait tout. Elle se sentait honteuse de son comportement. Elle se sentit encore plus mal lorsque les élèves apportèrent des cadeaux de Noël, tous enveloppés de papier élégant. Sauf Teddy.

Son cadeau était emballé dans du papier marron d'épicerie. La maîtresse ouvrit le cadeau de Teddy. Les enfants commencèrent à rire en voyant un bracelet en fausses pierres précieuses dont il manquait une, et un flacon de parfum à peine entamé. Elle fit taire les enfants rieurs, mit le bracelet en s'exclamant de sa beauté, et se parfuma les poignets.

Ce jour-là, Teddy resta après l'école et dit à la maîtresse : « Mme Thompson, aujourd'hui vous sentez comme ma maman. »

Lorsque les enfants quittèrent la classe, Mme Thompson pleura longtemps. À partir de ce jour, elle cessa d'enseigner la lecture, l'écriture et le calcul. Elle commença à enseigner aux enfants.

Mme Thompson accorda une attention particulière à Teddy. En travaillant ensemble, son esprit revint à la vie. Plus elle l'encourageait, plus il apprenait avec vivacité. À la fin de l'année, Teddy devint l'un des meilleurs élèves de la classe. Et, bien que la maîtresse dise qu'elle aimait tous les élèves également, son préféré était Teddy.

Un an plus tard, elle reçut un mot de Teddy disant qu'elle avait été la meilleure enseignante qu'il ait jamais eue. Six ans passèrent, et Teddy écrivit de nouveau à sa maîtresse. Il disait qu'il avait terminé le lycée et qu'il était troisième de sa classe. Mme Thompson restait la meilleure enseignante de sa vie.

Quatre ans plus tard, elle reçut une autre lettre de Teddy. Il disait que ce n'était pas facile, mais qu'il essayait, et il rappela encore que Mme Thompson était son enseignante préférée.

Plus tard, elle reçut une autre lettre dans laquelle Teddy racontait avoir obtenu son diplôme de licence avec distinction, décidé de continuer ses études, soutenu sa thèse... et que Mme Thompson restait son enseignante préférée. Maintenant, son nom était plus long : la lettre était signée « Docteur Theodore Stollard. »

L'histoire ne s'arrête pas là. Au printemps, elle reçut une lettre où il disait qu'il allait se marier. Son père était décédé et il demandait à Mme Thompson si elle accepterait de tenir la place de sa mère à son mariage. Bien sûr, elle accepta. Elle se para du bracelet de la mère de Teddy et se parfuma avec son parfum.

Ils se prirent dans les bras, et le Dr Stollard murmura :

– Merci, Mme Thompson, d'avoir cru en moi. Merci de m'avoir fait sentir important et de m'avoir montré que je pouvais faire une différence. Mme Thompson, retenant à peine ses larmes, répondit :

– Teddy, tu te trompes. C'est toi qui m'as appris que je pouvais faire une différence. Avant de te rencontrer, je ne savais pas enseigner.

... Nous ne savons jamais quelle influence nous pouvons avoir sur les autres par nos actions ou notre inaction.

Parfois, même un sourire à un passant peut provoquer des changements que nous ne pouvons imaginer. Souvenez-vous-en. Essayez de changer quelque chose dans la vie d'un enfant...

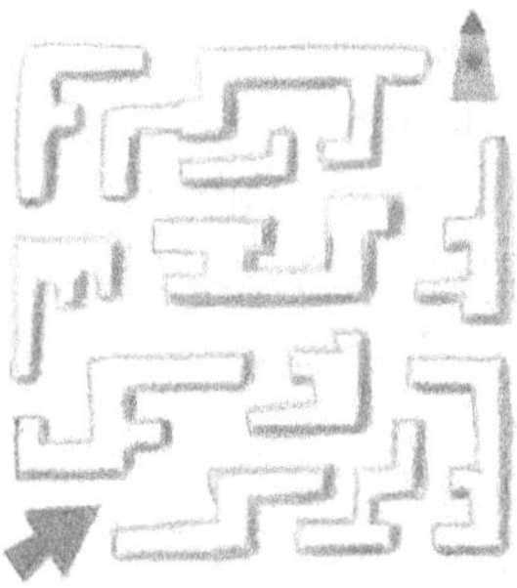

ANALYSE ET EXPLICATION THÉRAPEUTIQUES

Nous savons que les pensées sont matérielles. Ainsi, ce que nous pensons – c'est ce que nous avons, et plus encore – c'est ce que nous sommes. Voici quelques conseils précieux, ou plus précisément quatre techniques, pour réduire la force des influences négatives sur notre conscience et notre subconscient. Une petite chose : savoir ne suffit pas, pour que cela fonctionne, il faut les utiliser.

Quatre manières d'empêcher les pensées négatives de nous influencer

SÉPARATION

Au moment même où vous sentez surgir une « mauvaise » pensée, sans y réfléchir, sans l'analyser, sans lutter contre elle, séparez-la immédiatement de vous et remplacez-la par une autre pensée. Il est important de le faire rapidement.

ÉTIQUETAGE

Dans ce cas, il faut faire l'inverse – ne cherchez pas à vous débarrasser de la pensée négative que vous ressentez, mais regardez-la comme de l'extérieur, comme si elle n'était pas la vôtre. Vous pouvez lui donner un nom, la voir « entre guillemets ». L'essentiel est que les pensées négatives nous affectent seulement si nous y réagissons.

AGRANDISSEMENT

Cette méthode est très efficace car elle neutralise la force des pensées négatives en les amplifiant jusqu'à l'absurde. Ce qui semble effrayant et mauvais, agrandissez-le mentalement jusqu'à ce qu'il devienne ridicule et impossible (même pour vous). Cela aide vraiment beaucoup. Par exemple, si je ne réussis pas à apprendre une langue étrangère parce que je ne suis pas doué, alors j'imagine non seulement que je n'apprendrai jamais une langue étrangère, mais aussi que j'oublierai comment parler ma langue maternelle, que je ne pourrai plus écrire ni communiquer avec qui que ce soit ; je devrai apprendre la langue des signes, mais comme je ne suis pas doué, je ne réussirai même pas cela, et donc, au mieux, je finirai dans un monastère en faisant vœu de silence pour le reste de ma vie ou dans un hôpital psychiatrique en me déclarant idiot complet.

CONTRARIÉTÉ

Transformez tout ce que dit la pensée négative en son contraire absolu, même si cela semble irréaliste. C'est aussi un moyen de diminuer la force et l'impact des pensées négatives.

Toutes les quatre méthodes sont efficaces si nous les utilisons. Soyons comme les boxeurs qui maîtrisent plusieurs coups brillants et les alternent selon la situation. Ou peut-être que nous gagnerons toujours le combat avec une seule technique. Bonne chance et bon départ !

SIMILITUDE

Dans une ferme, un fermier avait quelques chiots qu'il voulait vendre. Après avoir écrit une annonce pour vendre quatre chiots, il se mit à la clouer à la clôture de sa ferme. En enfonçant le dernier clou, le fermier sentit une légère traction sur sa jambe. Il baissa les yeux et vit un petit garçon qui le regardait droit dans les yeux.

– Monsieur, dit-il, je veux acheter un de vos chiots.

– Eh bien, répondit le fermier en essuyant la sueur de son front, ces chiots ont de bons parents et coûtent assez cher...

– Le garçon baissa la tête un instant. Puis, semblant avoir pris une décision, il plongea la main dans sa poche et en sortit une poignée de petites pièces qu'il tendit au fermier.

– J'ai trente-neuf centimes. Est-ce suffisant pour regarder les chiots ?

– Bien sûr, dit le fermier en hochant la tête et en sifflant. – Doli ! appela-t-il.

Doli sortit joyeusement de sa niche, suivie de quatre petites boules de poils, et s'approcha du fermier en trottinant. Le petit garçon pressa son visage contre la clôture, ses yeux pétillant de joie.

Alors que les chiots se rassemblaient autour de lui, le garçon remarqua un bruit venant de la niche. Une autre petite boule de poils en sortit lentement. Mais celle-ci était visiblement plus petite. Tombant de la niche, elle peinait maladroitement à suivre les autres...

– Je veux celui-là, dit le garçon en pointant du doigt le petit chiot avec assurance.

Le fermier se pencha vers le garçon :

– Fiston, tu ne veux pas de ce chiot. Il ne pourra jamais courir et jouer avec toi comme les autres chiots.

Le garçon s'éloigna de la clôture et releva une large jambe de pantalon. De chaque côté de sa jambe, des tiges métalliques étaient fermement fixées à une chaussure spéciale. Regardant le fermier dans les yeux, le garçon expliqua :

– Vous voyez, monsieur, moi non plus je ne peux pas courir très vite. Et il a besoin de quelqu'un qui comprenne...

Les yeux embués de larmes, le fermier hocha la tête et ramassa le plus petit chiot du sol. Il le mit délicatement dans les bras du garçon.

– Combien ça coûtera ? demanda le garçon, préoccupé.

– Rien, dit le fermier. L'amour n'a pas de prix...

<u>Morale :</u>
Le monde est plein de gens qui ont besoin que quelqu'un comprenne... N'oubliez pas de rappeler à vos amis combien ils comptent pour vous.

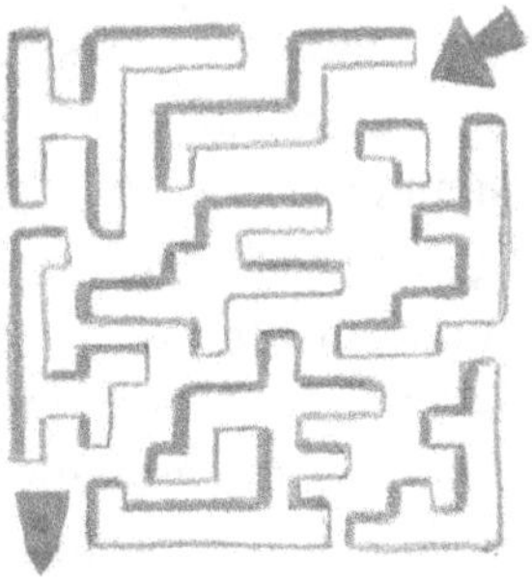

ANALYSE ET EXPLICATION THÉRAPEUTIQUES

Qu'est-ce que l'amitié ?

Cette fois, j'ai réfléchi à l'amitié. Au sens large – à propos des amis, de l'amabilité, de l'amitié entre les gens. Un sujet qui est, disons-le, vaste... J'aime aussi le mot « camarade », lié aux abeilles. Car les abeilles elles-mêmes sont en réalité un exemple unique de coopération et de solidarité dans la nature. Il me semble que l'amitié concerne aussi le partage : c'est quelque chose de commun, d'unificateur, qui réunit toujours les amis, car comment pourrait-on se rencontrer et se lier d'amitié autrement ? C'est en faisant quelque chose ensemble.

Les premières leçons de convivialité et d'amitié, je pense, se passent en famille – avec les parents, les frères et sœurs. Bien sûr, dès la petite enfance, en sortant dans la société (crèche, école), les premiers liens d'amitié se nouent avec les pairs. Oh, comme ces liens peuvent parfois être douloureux – car étant enfants, nous attendons de nos amis la même chose que de nos parents : l'inconditionnalité, l'amour, l'acceptation. Et c'est justement ce que nous n'obtenons souvent pas. Nous sommes déçus, offensés, en colère. Je me souviens de ces sentiments de compétition entre amis en primaire, quand je ne voulais pas que mon amie de table soit amie avec une autre camarade de classe, j'avais peur qu'elle ne soit plus ma meilleure amie. Cela passe. J'ai appris à être amie avec plusieurs amies en même temps, sans jalousie ni compétition. J'ai observé mes enfants quand ils avaient un âge similaire. Surtout les filles. L'aînée était en bonne amitié avec deux voisines, tandis que les plus jeunes au début rivalisaient aussi pour une amie avant d'apprendre à accepter, à être plusieurs et à partager l'amitié.

Je pensais aussi aux amis du passé, avec qui il ne reste plus beaucoup d'intérêts communs. Mais le sentiment de camaraderie, les souvenirs, les sentiments n'ont pas disparu – quand on se rencontre, c'est comme si c'était hier ou le mois dernier. Comme c'est étrange.

Nous avons voyagé en Californie en voiture pendant trois semaines avec une amie, avec qui j'ai partagé le même banc depuis la deuxième classe pendant dix ans. Nous vivions près l'une de l'autre et, en rentrant de l'école, nous nous arrêtions devant sa maison. Nous restions là à discuter pendant au moins une heure, souvent bien plus longtemps. C'est agréable de s'en souvenir. Bien que nous vivions maintenant dans des pays différents, à des milliers de kilomètres l'une de l'autre, ce voyage a ravivé de nombreux souvenirs, comme si nous revivions une grande partie de notre passé, de notre jeunesse… C'est vraiment extraordinaire.

Plus tard, pendant les années universitaires, les amis changent car les intérêts évoluent beaucoup. Ce qui rapproche le plus, bien sûr, c'est l'activité commune, le partage de la vie quotidienne, quand on partage une chambre ou un appartement, qu'on étudie ensemble, qu'on passe son temps libre ensemble. Nos rencontres semblent aussi ne pas être tout à fait fortuites, nous nous rassemblons dans des groupes d'amis en fonction de valeurs et de besoins similaires.

Mes années universitaires m'ont permis de nouer de nombreux liens d'amitié : nous étions dix dans notre groupe. Nous sommes toujours en contact, et je considère encore tous mes camarades de groupe comme des personnes proches, vers qui je peux me tourner et qui, j'en suis sûre, me répondront avec le même sentiment d'amitié.

Une fois mariés, nous commençons à nous lier d'amitié en familles. C'est déjà plus compliqué, mais l'expérience est très variée et importante. Mon mari et moi, en élevant nos sept enfants, avons demandé à des couples d'amis proches de l'époque de devenir les parrains et marraines de tous nos enfants. Il est agréable de savoir qu'après plus de vingt-cinq ans, tous ces couples sont encore ensemble (ce qui est vraiment impressionnant, compte tenu de la statistique défavorable des divorces en Lituanie et en Europe).

J'ai commencé à concevoir l'amitié comme la liberté et la responsabilité. Il faut la préserver, accorder de l'attention à l'ami avec qui on veut rester en contact.

Cela s'applique aussi aux relations de couple. L'un des stades de développement des relations de couple est l'amitié – c'est la sixième étape, l'avant-dernière : d'abord, nous devenons de bons amis, puis nous passons à l'amour mûr.

Les amis changent un peu au cours de la vie, et cela peut être effrayant au début. Dans ma vie, il y a eu un moment où, en agrandissant notre famille, en portant sans cesse des bébés dans les bras, les amis de l'époque des études, dont les enfants avaient déjà bien grandi, semblaient s'éloigner, les contacts devenaient rares et je pensais que c'était fini... que nous n'étions plus amis. Ce n'était pas vrai. Le sentiment d'amitié dans le cœur n'avait pas disparu. Simplement, à ce moment-là, nous vivions tous avec nos propres intérêts : les nôtres étaient différents de ceux de nos amis. Nous ne consacrions pas de temps à l'amitié, nous nous concentrions sur les tournants de nos vies. Comme il est agréable que, après un certain temps, même après une période assez longue, les contacts se soient renouvelés – d'une qualité différente, certes, mais accompagnés des mêmes sentiments, des souvenirs, préservés dans la mémoire et les émotions.

Bien sûr, j'ai aussi vécu le fait que certains amis, qui semblaient être de bons amis, se sont éloignés pour toujours – après un certain temps de contact, la véritable amitié ne s'est jamais épanouie. Peut-être peut-on appeler cela de la collaboration ou quelque chose de semblable.

Comment se faire de nouveaux amis ? Dans l'enfance, cela semble très simple. À l'adolescence, cela peut sembler plus difficile, mais ce n'est rien comparé à l'âge adulte. C'est particulièrement pertinent pour ceux d'entre nous qui ont voyagé, changé de pays, voire de ville. Les interactions sociales sont une partie importante de notre quotidien et de la satisfaction de nos besoins.

J'ai vécu cela en m'installant en France. Oui, les premières années ont été intenses avec la découverte d'un nouveau pays, de nouvelles habitudes, mais même pendant ces années, mon besoin d'amitié n'avait pas disparu. Le soir, j'écrivais des lettres à une amie – celles-ci sont ensuite devenues mon premier livre « Lettres de Bordeaux ». C'est ainsi que l'amitié se crée.

Je dois admettre qu'à un âge plus avancé, pour se faire de nouveaux amis, il ne suffit plus d'avoir des intérêts communs, il faut quelque chose de plus, une certaine affinité des âmes. Peut-être une correspondance des valeurs, peut-être des besoins, ou encore une capacité à partager quelque chose dont on est riche, talentueux, doué.

En fin de compte, c'est mon désir et ma capacité à être ami. Avec l'âge, peut-être l'avez-vous remarqué, nous devenons plus paresseux, plus lents, plus renfermés... Nous nous concentrons sur les intérêts de notre famille, de nos enfants, de nos parents, nous négligeons le besoin d'amitié, nous n'investissons pas dans le maintien de l'amitié. C'est bien si nous avons des passe-temps qui nous réunissent avec des gens partageant les mêmes intérêts, mais ce n'est pas la même chose que de partager une amitié plus profonde, plus ouverte.

C'est merveilleux si votre partenaire est devenu votre meilleur ami, mais si vous n'avez pas encore atteint ce stade dans votre relation, ne vous négligez pas, restez en contact avec des personnes partageant les mêmes idées, cherchez-les, quel que soit votre âge.

PARTAGES

Le voyage était long et fatigant. Maintenant, la femme était assise dans un aéroport quelque part dans un coin reculé oublié de Dieu, attendant son prochain vol. En raison des mauvaises conditions météorologiques, le vol était à nouveau retardé. N'ayant rien à faire, la femme se dirigea vers la boutique de l'aéroport. Elle y acheta un livre, une tasse de café et cinq petits pains sucrés que la vendeuse mit gentiment dans un sac en papier. L'aéroport était bondé. Cherchant un endroit plus tranquille, la femme trouva une salle d'attente. Elle s'installa confortablement. Non loin de là, un inconnu était assis.

La femme ouvrit son livre et, après quelques minutes de lecture, se plongea tellement dans le texte qu'elle oublia tout ce qui l'entourait. Sans lever les yeux, elle prit un petit pain du sac, en croqua une bouchée et but une gorgée de café. À sa grande surprise, l'inconnu assis à côté d'elle prit également un petit pain et commença à le manger tranquillement. Déconcertée par ce geste inattendu, la femme n'eut pas la force de lui dire quoi que ce soit, ni même de lever les yeux vers lui. Elle essaya simplement de retourner à sa lecture. Quelques minutes plus tard, elle prit un autre petit pain, le troisième, et le mangea.

Incroyablement, l'inconnu prit le quatrième et le grignota tout aussi calmement. Ensuite, à la grande surprise de la femme, il prit le sac et lui offrit le dernier petit pain. C'en était trop. La femme, furieuse, rassembla ses affaires sans dire un mot, lança un regard méprisant à l'inconnu et se précipita vers la sortie...

À la borne de contrôle, lorsqu'on lui demanda son billet de voyage, elle ouvrit nerveusement son sac et y trouva un sac en papier intact avec tous les cinq petits pains.

Morale de l'histoire :

Ne jugez jamais trop vite. Le monde n'est pas aussi mauvais que nous le pensons souvent.

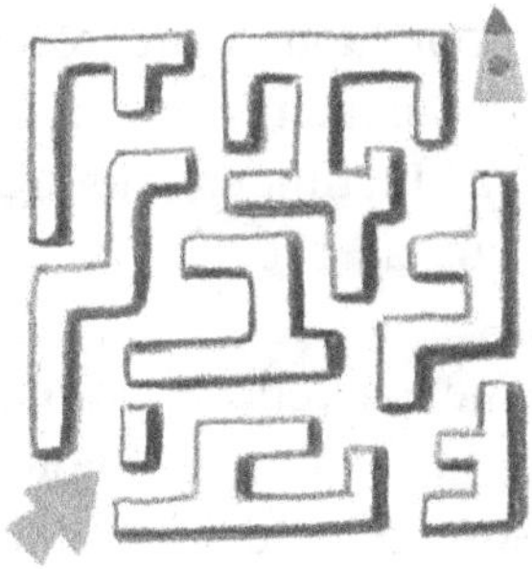

ANALYSE ET EXPLICATION THÉRAPEUTIQUES

Confiance en soi et dans le monde

La confiance, probablement, commence par nous-mêmes. Ai-je confiance en moi ? Alors je peux faire confiance aux autres et au monde. Cependant, nous commençons rarement par nous-mêmes. Je me trouve souvent dans des situations où je ne veux pas faire confiance à une autre personne – je ne la connais pas, elle ne me semble pas digne de confiance (pour diverses raisons subjectives ou objectives), j'ai eu l'amère expérience d'avoir été trompé. Cela vous semble familier, n'est-ce pas ?

Je me suis souvent demandé : de quoi dépend la confiance, comment faire pour avoir confiance en soi afin de pouvoir communiquer plus facilement avec le monde ? Tout cela m'a semblé plus compliqué que je ne le souhaiterais.

Les vingt premières années de notre vie posent les bases – estime de soi, respect, confiance. Et il ne faut pas toujours blâmer les parents si quelque chose ne va pas. Bien sûr, une grande partie de cette fondation se construit en famille, mais il y a aussi la société : les établissements éducatifs, les activités extrascolaires, la rue… Partout, nous acquérons diverses expériences qui forment en nous cette « colonne vertébrale » intérieure. Sa santé, sa rectitude, montre probablement notre sentiment intérieur de sécurité et de confiance.

Lorsque nous nous trouvons dans une nouvelle situation, nous commençons inconsciemment à évaluer – nous classifions les nouvelles informations en fonction de certains critères. Ces critères se forment tout au long de notre vie, en grandissant, en apprenant : fiable – non fiable, je crois – je ne crois pas, bon – mauvais… L'évaluation se fait inconsciemment et seul le résultat reste dans notre esprit. Nous évaluons un événement ou une autre situation comme analogue à une situation vécue dans le passé. La mémoire repose sur un mécanisme de projection protectrice.

Pour nous libérer de cette caractéristique gênante, il vaudrait mieux essayer de prendre chaque situation comme nouvelle. Il est également très important d'écouter nos réactions et sensations corporelles. Notre corps réagit à ce qui se passe, indépendamment de nos évaluations conscientes et rationnelles d'une personne ou d'une situation. Les réactions corporelles sont souvent plus précises et fiables que nos capacités intellectuelles.

Je vais avouer que ce n'est pas facile pour moi de faire confiance au monde : aux autres, à ce que je ne connais pas, à ce que je n'ai pas essayé, à ce que je ne sais pas. Cela a été formé à la fois par ma famille et, bien sûr, par la société. Je me souviens très bien de ce proverbe russe : доверяй, но проверяй – « fais confiance, mais vérifie » ... Je n'aime pas ce proverbe. Bien qu'il contienne de la sagesse : méfie-toi, sois prudent en faisant confiance. Cependant, il y a aussi une ligne fine entre la confiance et le contrôle. Nous savons que le contrôle est une source d'anxiété et de peur. En contrôlant et en essayant de sauver, nous devenons toujours des victimes nous-mêmes. Les jeux du triangle de Karpman. Il n'y a pas de relations, pas d'énergie là-bas.

Pour que les relations se développent et grandissent, la confiance est nécessaire. Le manque de confiance signifie la prudence, une attitude dirigée vers l'idée que tout finira mal – et cela est un stress constant, bien que pas toujours avec la même intensité. Nous ne pouvons pas créer de relations durables et constructives sans confiance.

Faire confiance, c'est être ouvert aux événements inattendus et aux nouvelles informations. Ne pas se fier uniquement à l'expérience passée, mais dépasser ses capacités ici et maintenant, avec l'attitude : j'ai toutes les conditions nécessaires pour prendre une décision – le corps, la parole, l'esprit, l'intuition, mes connaissances et mes compétences. Je peux m'orienter instantanément dans la situation qui se présente et réagir de la manière la plus appropriée.

Je ne vais pas trop m'étendre sur la confiance et la méfiance dans les relations, car chaque situation a ses propres solutions. Je me rappellerai simplement, à moi-même et à vous : pour apprendre à faire confiance aux autres, nous devons d'abord apprendre à nous faire confiance et à « écouter notre cœur ».

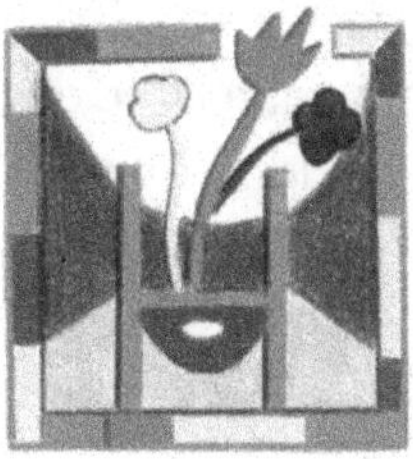

ONNÊTETÉ

Il était une fois un empereur en Extrême-Orient. Déjà vieux, il décida qu'il était temps de choisir un successeur. Au lieu de transmettre la couronne à l'un de ses conseillers ou fils, il fit autrement. Il convoqua tous les jeunes gens de son royaume et déclara :

– Il est temps pour moi de me retirer et de désigner un successeur. J'ai décidé de choisir l'un de vous.

Les jeunes hommes furent stupéfaits ! Mais l'empereur continua :

– Je vais vous donner à chacun une graine. Une graine extraordinaire. Je veux que vous la plantiez, que vous l'arrosiez et que, dans un an exactement, vous reveniez ici pour me montrer ce que vous en avez fait pousser. Ensuite, en évaluant les plantes, je déciderai qui sera le nouvel empereur !

Parmi les jeunes gens, il y avait un garçon nommé Ling. Comme tous les autres, il reçut une graine. De retour chez lui, il raconta tout avec enthousiasme à sa mère. Elle l'aida à choisir le bon pot et la terre, et Ling planta la graine et commença à en prendre soin. Chaque jour, il l'arrosait et attendait que le germe apparaisse. Après quelques semaines, les autres jeunes commencèrent à parler de leurs graines et de leur germination. Ling examinait son pot chaque jour, mais rien ne poussait. Ainsi passa une semaine, puis une autre. Les autres se vantaient déjà de leurs plantes, mais Ling n'avait toujours rien et se sentait vraiment nul. Il était certain d'avoir tué sa graine. Six mois passèrent, et son pot restait toujours vide. Tout le monde se pavanait avec des arbustes et d'autres plantes luxuriantes, tandis que lui n'avait rien. Ling n'avait rien à montrer à ses amis, mais il espérait toujours que sa graine germerait.

Enfin, l'année passa, et tous les jeunes gens du royaume se rendirent chez l'empereur pour montrer leurs plantes. Ling dit à sa mère qu'il ne voulait pas apporter son pot vide. Mais sa mère et sa propre conscience lui conseillèrent de ne rien cacher. Ling avait l'estomac noué à l'idée de ce qui l'attendait, mais il prit quand même son pot vide et se rendit au palais – il fut stupéfait de voir la variété des plantes apportées. Elles étaient de toutes tailles et formes, chacune plus belle que l'autre. Ling posa son pot vide sur le sol. La plupart se moquaient de lui, d'autres disaient avec sympathie : « Eh bien, au moins, tu as essayé. »

Enfin, l'empereur apparut. Il regarda tout et félicita les jeunes hommes :

– Bravo, vous avez cultivé de nombreux arbres et fleurs magnifiques.

Ling essaya de se cacher derrière les autres.

– Aujourd'hui, l'un de vous deviendra le nouvel empereur !

Soudain, l'empereur remarqua Ling avec son pot vide à l'arrière de la salle et ordonna à la garde d'amener le jeune homme plus près. Ling était terrifié. « L'empereur a compris que je suis un raté ! Peut-être qu'il va ordonner de me tuer ! » pensait-il. Quand il s'approcha, l'empereur demanda comment il s'appelait. « Je m'appelle Ling », répondit-il. Les autres jeunes se moquaient et riaient de lui. L'empereur ordonna à tout le monde de se taire. Il regarda Ling et déclara :

– Voici votre nouvel empereur ! Il s'appelle Ling !

Ling n'en croyait pas ses oreilles. Il n'avait même pas réussi à faire pousser une graine. Comment pouvait-il être empereur ?

Alors l'empereur dit :

– Il y a exactement un an, je vous ai donné à chacun une graine. Je vous ai dit de la planter, de l'arroser et de me la rapporter après un an. En réalité, je vous ai donné des graines bouillies, qui ne pouvaient pas germer. Mais vous tous, sauf Ling, avez apporté toutes sortes de plantes. Quand vous avez vu que mes graines ne germaient pas, vous avez planté d'autres graines à leur place. Ling a été le seul à avoir le courage et l'honnêteté d'apporter un pot avec la graine que je lui avais donnée. C'est pourquoi il deviendra le nouvel empereur !

Si nous plantons l'honnêteté, la confiance poussera.
Si nous plantons la bonté, l'amitié grandira.
Si nous plantons l'humilité, la grandeur se développera.
Si nous plantons la persévérance, la victoire fleurira.
Si nous plantons l'attention, l'harmonie s'épanouira.
Si nous plantons le travail acharné, le succès germera.
Si nous plantons le pardon, la réconciliation croîtra.
Si nous plantons l'ouverture, la proximité se renforcera.
Si nous plantons la patience, le progrès fleurira.
Si nous plantons la foi, les miracles s'épanouiront.

Ainsi, observons attentivement ce que nous semons aujourd'hui, car cela déterminera ce qui poussera demain. En d'autres termes, les graines que nous semons aujourd'hui influenceront notre vie future – pour le meilleur ou pour le pire. Un jour, nous devrons soit nous réjouir des fruits, soit payer pour ce que nous avons décidé de semer aujourd'hui.

ANALYSE ET EXPLICATION THÉRAPEUTIQUES

L'honnêteté – Révéler qui nous sommes véritablement

La vérité est si rare qu'il est agréable de la dire. (Emily Dickinson)

Les gens ont des perceptions différentes de ce qu'est un mensonge. Nous devons admettre qu'il n'est pas toujours facile de savoir à quoi ressemble l'honnêteté lorsque nous aimons vraiment. Diverses enquêtes montrent que la plupart d'entre nous pensent parfois qu'il vaut mieux mentir que dire la vérité. Nous mentons peut-être sans même nous en rendre compte. Bien sûr, nous attendons des autres la vérité, mais nous la déformons nous-mêmes.

C'est pourquoi les parents n'ont pas besoin d'apprendre aux enfants à mentir. Le « moi » humain a tendance à mentir lorsqu'il en tire un avantage personnel. Les enquêtes montrent également que les hommes et les femmes mentent presque aussi souvent, mais dans des buts différents : les hommes – cherchant souvent un avantage personnel, financier souvent, et les femmes – cherchant à protéger les sentiments de quelqu'un ou à éviter un conflit.

Cependant, bien que nous ayons tendance à déformer la vérité, au fond de nous, nous comprenons la différence entre la vérité et le mensonge. Nous luttons constamment contre notre moi égoïste, mais quelque chose en nous veut que les autres nous connaissent comme des personnes disant la vérité.

Nous cessons de respecter quelqu'un qui ment constamment et nous respectons celui qui dit la vérité. Peu importe comment nous agissons actuellement, quelque chose en nous sait que le mensonge détruit tandis que l'amour construit.

LA VÉRITÉ DANS L'AMOUR

La plupart des gens décrivent ainsi une personne aimante :

- Elle est toujours honnête avec ceux qu'elle aime, leur disant la vérité de manière tactique.
- Elle est directe mais sans porter de jugement.
- Elle aide à prendre des décisions difficiles, réconforte en cas de douleur, se réjouit de vos succès. Elle est honnête quand elle voit des choses dans la vie des autres qui doivent changer.
- Elle donne des conseils et, lorsque nécessaire, est critique pour aider à devenir une meilleure personne. Elle est honnête mais aussi sensible.

 # L'honnêteté est la cohérence entre les paroles, les pensées et les actions d'une personne

Nous ne grandirons jamais dans le désir de connaître la vérité. Nous devons dire la vérité et le faire avec amour. Alors seulement, nous serons libres d'aimer les gens tels qu'ils sont. Il existe deux manières de dire la vérité : la tirer comme une balle ou la semer comme une graine. Tirer la vérité comme une balle détruira les relations interpersonnelles. Semer la vérité comme une graine l'enracinera, la fera croître et influencera la personne dans le cœur de qui elle est semée. L'amour nécessite de la patience pour semer. Le but de dire la vérité n'est pas de condamner, mais de restaurer. Cependant, dire la vérité ne signifie pas tout dire ce que nous savons, exprimer toutes nos émotions, justifier pourquoi nous n'aimons pas, révéler des secrets pour un gain personnel ou menacer la justice. La vraie honnêteté est plus que ce que nous disons : elle est ce que nous sommes.

Quand nous disons la vérité, nous sommes honnêtes, quand nous vivons honnêtement, nous sommes authentiques.

Dans les relations personnelles, les personnes les plus proches peuvent percevoir qu'elles sont aimées seulement lorsque nous sommes honnêtes, même dans les petites choses.

Vivre honnêtement signifie :

- Ne pas cacher nos faiblesses. Essayer de paraître plus intelligent, plus courageux, plus fort ou plus expérimenté demande beaucoup d'énergie et de force. Lorsque l'intégrité devient une partie quotidienne de nos paroles et de nos actions, nous sommes libres de montrer nos défauts, car nous savons que même être vulnérable est une façon d'aimer les autres.

- Reconnaître l'importance de la vérité. Ce n'est pas nous qui déterminons le comportement des enfants, mais nous leur infligeons une grande influence.
- Être cohérent dans nos comportements, nos paroles, notre ton et ce que nous voulons dire. La plupart des gens ne croient en des paroles que lorsque le langage corporel dit la même chose. La vérité se reflète toujours dans les yeux d'une personne.
- Prendre des risques pour la vérité. L'honnêteté encourage à prendre le risque d'aimer les autres et de leur dire la vérité, aussi douloureuse soit-elle.
- Tenir nos promesses. Pour qu'une personne, surtout un enfant, doute de votre honnêteté, il suffit d'une promesse non tenue.
- Avoir confiance en autrui. L'honnêteté crée toujours la confiance mutuelle. L'un des dangers des mensonges par habitude est que plus nous sommes peu fiables, moins nous avons confiance en autrui.

La bonne nouvelle est que dire la vérité est une habitude que l'on peut cultiver. Dire la vérité, c'est assumer la responsabilité de notre comportement. Vivre honnêtement, c'est soutenir la vérité même lorsque cela signifie ne pas être d'accord avec la majorité.

L'ennemi de l'honnêteté est l'auto-préservation. Chacun de nous a l'habitude de se protéger, même si cela signifie mentir. Mais lorsque nous mentons, nous oublions que nous ne protégeons pas nos relations de la destruction. Nous protégeons ce que nous voulons paraître, et non ce que nous sommes réellement.

Vivre honnêtement ouvre un espace pour la plénitude des relations interpersonnelles. Lorsque nous ne disons pas ce que nous pensons, cachons nos sentiments et croyances, même dans les petites choses, nous créons des obstacles à vraiment aimer. La seule chose qui détermine comment les autres accepteront l'amour que nous voulons leur donner est leur confiance en nous – non pas ce que nous disons, mais ce que nous sommes.

Quels seraient vos relations interpersonnelles si :

- Vous vérifiez toujours si votre extérieur reflète votre intérieur ?
- Vous avez l'habitude de dire la vérité avec amour ?
- Vous refusez le « petit » mensonge, même s'il semble inoffensif ?
- Vous vous excusez pour vos erreurs au lieu de chercher à les cacher ?
- Vous décidez de soutenir la vérité, même lorsque cela signifie ne pas être d'accord avec la majorité ?

PARDON

La vie d'une femme touchait à sa fin, et la Mort est venue la voir. En la voyant, la femme sourit et dit qu'elle était prête.

– Prête pour quoi ? demanda la Mort.

– Prête pour que Dieu m'emmène au Paradis ! – répondit-elle.

– Et pourquoi as-tu décidé que Dieu t'y emmènerait ? – demanda la Mort.

– Eh bien, j'ai tellement souffert que j'ai mérité l'amour de Dieu, – répondit-elle.

– Pour quoi précisément as-tu souffert ? – demanda la Mort.

– Quand j'étais petite, mes parents me punissaient souvent injustement et sévèrement. Ils me battaient, me faisaient agenouiller dans un coin, et criaient comme si j'avais fait quelque chose de terrible. À l'école, mes camarades de classe se moquaient de moi et me rabaissaient. Après le mariage, mon mari buvait tout le temps et me trompait. Mes enfants m'ont épuisée, mais finalement, même sur mon lit de mort, ils ne sont pas venus. Au travail, mon patron me parlait toujours sur un ton accusateur, mon salaire était en retard, je devais travailler les week-ends, et finalement, il m'a licenciée sans raison et sans compensation. Les voisins répandaient des rumeurs selon lesquelles j'étais une femme de mauvaise vie. Un jour, j'ai été attaquée, volée et violée.

– Et toi, qu'as-tu fait de bon dans ta vie ? – demanda la Mort.

– Je suis allée à l'église, j'ai prié, pris soin des autres, été gentille avec tout le monde et supporté tout sur mes épaules. J'ai enduré tant de douleur dans ce monde que j'ai bien mérité le Paradis...

– Très bien, – dit la Mort. – Je te comprends. Il reste juste une petite formalité. Signons un contrat, et tu iras directement au Paradis.

La Mort lui tendit une feuille, sur laquelle il y avait une phrase à cocher et à signer. La femme frissonna, comme si quelqu'un l'avait aspergée d'eau glacée, regarda la Mort et dit qu'elle ne pouvait pas accepter cela.

Le contrat disait : « Je pardonne à tous mes oppresseurs et demande pardon à tous ceux que j'ai blessés. »

– Pourquoi ne peux-tu pas leur pardonner à tous ? – demanda la Mort.

– Parce qu'ils ne méritent pas mon pardon. Si je leur pardonne, cela voudrait dire que rien ne s'est passé, tout va bien, et qu'ils n'auront pas à répondre de leurs actes ! Et moi, je n'ai rien à demander pardon... Je n'ai fait de mal à personne !

– En es-tu certaine ? – demanda la Mort.

– Absolument !

Que ressens-tu envers tous ceux qui t'ont causé tant de douleur ?

– De la colère et du ressentiment ! Ce serait injuste de devoir oublier, effacer de ma mémoire tout le mal qu'ils m'ont fait !

– Et que se passerait-il si tu leur pardonnais et que ces sentiments disparaissaient ? – demanda encore la Mort.

La femme réfléchit un instant. Elle répondit qu'elle se sentirait vide à l'intérieur.

– Tu as toujours ressenti ce vide dans ton cœur, et il a appauvri ta vie, mais les sentiments que tu éprouves sont précieux. Maintenant, dis-moi, selon toi, pourquoi ressens-tu ce vide ?

– Parce que toute ma vie, j'ai cru que ceux que j'aimais et pour qui je vivais me valoriseraient, mais j'ai été déçue de ne pas recevoir cette reconnaissance. J'ai donné ma vie à mon mari, mes enfants, mes parents, mes amis, mais ils ne l'ont pas apprécié à sa juste valeur et se sont révélés ingrats !

– Avant de dire adieu à une personne et de l'envoyer sur terre, Dieu lui donne un enseignement qui peut l'aider à se comprendre dans la vie et à comprendre la vie en elle...

– Quel enseignement ?

– Le monde commence avec toi !...

– Qu'est-ce que cela signifie ?

– Beaucoup ne le comprennent pas... En réalité, cela signifie que tout ce qui t'arrive dans la vie n'est que ta responsabilité ! Nous choisissons de souffrir ou d'être heureux nous-mêmes ! Alors, dis-moi, qui t'a vraiment causé tant de douleur ?

– Il semble que ce soit moi-même... dit la femme d'une voix tremblante.

– À qui ne peux-tu pas pardonner ?

– À moi-même ? – murmura-t-elle en pleurant.

– Pardonner à soi-même ne signifie pas accepter ses erreurs ! Pardonner à soi-même, c'est accepter son imperfection. Pardonner à soi-même, c'est s'ouvrir à soi-même. Nous nous infligeons beaucoup de douleur et décidons que les autres sont responsables et qu'ils ne méritent pas le pardon... Puis nous voulons que Dieu nous accueille à bras ouverts !... Tu penses peut-être que Dieu ressemble à un vieil homme stupide et tendre qui ouvrira la porte à tous ceux qui se flagellent ? Tu crois qu'il a créé un endroit parfait pour ces gens ? Essaie de créer ton propre Paradis, où il fait d'abord bon pour toi, puis pour les autres, et c'est alors que tu pourras frapper aux portes du ciel. Pour l'instant, j'ai reçu l'ordre de te renvoyer sur terre, pour que tu apprennes à créer autour de toi un monde où règnent l'amour et le soin. Ceux qui ne peuvent pas prendre soin d'eux-mêmes se trompent naïvement en croyant qu'ils peuvent prendre soin des autres. Sais-tu comment Dieu donne une leçon à une femme qui pense être une mère idéale ?

– Comment ? – demanda la femme.

– Il lui envoie des enfants dont le destin se brise sous ses yeux...

– J'ai compris... Tout le monde autour de moi souffrait.

– Pourquoi ? – demanda la Mort.

– Je voulais que tout le monde ait pitié de moi et me comprenne. Mais personne ne l'a fait, alors j'ai pensé que Dieu me prendrait dans ses bras et me consolerait !

Souviens-toi, les personnes les plus dangereuses sur terre sont celles qui veulent être plaintes et comprises. Ce sont des victimes... Votre plus grande obscurité est de croire que Dieu a besoin de quelque sacrifice ! Il n'accueillera jamais dans sa demeure ceux qui, à part la douleur et la souffrance, n'ont rien connu d'autre dans leur vie. Cette victime continuerait simplement à semer la souffrance dans Son monde !...

Retourne sur terre, apprends à t'aimer et à prendre soin de toi, puis des autres qui vivent autour de toi. Mais d'abord, demande pardon à toi-même pour cette obscurité et pardonne-toi pour cela !

La femme ferma les yeux, et son voyage recommença…

Pardonner – ce n'est pas un acte unique, c'est une attitude à adopter constamment. (Martin Luther King)

ANALYSE ET EXPLICATION THÉRAPEUTIQUES

L'art du pardon

Les ressentiments accumulés dans les relations sont semblables à un « bouchon » dans une canalisation d'égout – il faut une force considérable pour enlever ces bouchons. Dans la vie, c'est un processus douloureux qui nécessite du courage, des efforts et du temps.

Il faut d'abord oser et reconnaître que la situation actuelle a besoin d'être « nettoyée ». Ensuite, il faut en parler ensemble et décider que vous êtes prêts à vous excuser et à pardonner. Ce ne sera pas facile, la guérison est un processus qui prendra du temps, mais le soulagement et la possibilité de restaurer la relation sont garantis.

Mettre en lumière les ressentiments enracinés est un travail crucial pour préserver une relation ou raviver l'amour. Nous nous éloignons souvent les uns des autres parce que ces ressentiments inexprimés s'accumulent comme des briques, formant un mur haut et opaque qui nous empêche de nous toucher et d'entendre ce que nous essayons de nous dire.

Il est important de parler à la première personne, toujours parler de soi et de ses sentiments – c'est ainsi qu'un dialogue productif est possible. De cette façon, vous évitez de vous accuser mutuellement, d'avoir des malentendus en disant ce que vous imaginez de l'autre et de ses sentiments. Il est préférable que chacun parle de soi.

Par exemple : « J'étais très en colère que tu m'aies caché les factures impayées et l'amende pour excès de vitesse », plutôt que « Tu mens toujours, tu es sans espoir et on ne peut pas te faire confiance. »

Très peu de gens trouvent facile de s'excuser. La plupart d'entre nous ont tendance à blâmer les autres, à chercher des raisons pour justifier nos actions, à blâmer les circonstances, à se défendre, à esquiver, ce qui montre un refus d'assumer la responsabilité de nos actions. Nous aimons dire que nos parents nous ont mal élevés, c'est pourquoi nous sommes impolis, mais si nous sommes, par exemple, des hommes d'affaires prospères, nous ne disons pas que c'est grâce à nos parents.

Après avoir identifié et reconnu notre comportement inapproprié (ou nos ressentiments) et si nous voulons que la relation continue, nous pouvons demander pardon (ou présenter des excuses).

Demander pardon montre que :

- Vous assumez la responsabilité de ce que vous avez fait ou n'avez pas fait,
- Cela montre que vous regrettez et vous sentez mal pour ce que vous avez fait,
- Vous voulez sincèrement ne plus agir de la même manière ;
- Vous essayez de réparer les dommages en faisant quelque chose qui pourrait aider ;

- Vous demandez pardon.

Pendant les excuses, ce n'est pas le moment de se justifier et de dire ce que quelqu'un d'autre a mal fait.

Comment agir si la personne qui vous a offensé refuse de s'excuser ?

Cela peut arriver lorsque l'autre personne nie et ne reconnaît pas avoir fait quelque chose qui aurait pu vous offenser et donc n'a rien à excuser.

Si vous voulez continuer la relation, vous devez faire trois pas :

- Arrêter d'être en colère n'est pas la même chose que pardonner, car cela n'apporte pas la réconciliation, mais cela vous libère de la dépendance émotionnelle. La colère mérite d'être exprimée, car c'est de l'énergie – en le disant avec des mots, en l'écrivant ou même en faisant quelque chose de non destructeur mais créatif, mais garder cette colère en soi et la porter revient à boire du poison et à penser que celui qui vous met en colère sera empoisonné. Donc, arrêter d'être en colère signifie arrêter de s'empoisonner. La colère longtemps retenue devient de la haine.
- Reconnaître sa participation à cette situation, c'est-à-dire assumer 50 % de la responsabilité, car dans une relation, deux personnes sont toujours impliquées à parts égales. Cette vérité est difficile à accepter, mais c'est une loi sociale, donc même si nous ne voulons pas l'accepter, elle fonctionne quand même. Ce n'est pas une question de culpabilité, mais bien d'assumer la responsabilité. Et la responsabilité est un pouvoir. Ne soyons pas

impuissants. Si nous avons permis que l'on nous traite ainsi, nous étions impliqués. Que ce soit une leçon à apprendre, et remercions mentalement l'enseignant. L'énergie de la colère peut être destructive ou créative : nous pouvons, par colère, dire que nous sommes blessés, mais aussi blesser l'autre par vengeance. Donc, utilisons l'énergie consciemment, et non impulsivement, comme cela arrive souvent et que nous regrettons par la suite.

- Rendre le bien pour le mal – c'est un grand pas vers la réconciliation. Ces situations se produisent souvent lorsque des adultes portent encore des rancunes de l'enfance à cause du comportement de leurs parents. Il est très important de faire ces trois pas le plus tôt possible, mais il n'est jamais trop tard, surtout le troisième, lorsque les parents ne peuvent plus s'occuper d'eux-mêmes et que nous pouvons leur montrer notre gentillesse. Avec un proche, ce pas peut consister à faire quelque chose que vous aimez tous les deux – ainsi, vous obtiendrez des expériences positives et remplacerez les douloureuses.

Nous ne devrions pas exiger des autres qu'ils méritent ou gagnent notre pardon, car pardonner, c'est donner. C'est précisément pour cette raison qu'il est difficile de pardonner. En effet, nous devons renoncer à exercer notre propre justice (se venger), peut-être même à piétiner notre orgueil et notre compassion pour nous-mêmes. Pardonner ne signifie pas effacer toutes les conséquences des dommages qui nous ont été causés ni tout oublier. Cependant, sans pardon, il est impossible de rétablir la confiance. Sinon, la déception dominera notre comportement et nous ne pourrons pas continuer la relation.

Le pardon est une décision consciente, ce n'est pas un sentiment. Le plus souvent, nous ne ressentirons pas l'envie de pardonner, surtout en sachant que cela peut se reproduire. Prendre la décision de pardonner est très difficile, mais une fois prise, elle nous donne la force de vivre une vie normale. En effet, pendant le processus de guérison, nous ressentons encore la douleur, mais nous espérons également qu'elle s'atténuera et disparaîtra.

Le plus grand obstacle à la décision de pardonner est nos peurs, que nous n'exprimons souvent pas, bien qu'elles existent.

Identifions quelle peur parmi les suivantes nous empêche d'espérer rétablir les relations :

- Je me sentirai vulnérable en admettant que j'ai été offensé, je paraîtrai faible et je risquerai d'être de nouveau blessé ;
- Je devrai reconnaître ma propre implication et assumer la responsabilité de ce qui s'est passé ;
- Il (elle) refusera de s'excuser et nous ne pourrons pas nous réconcilier ;
- Si je pardonne, il (elle) comprendra qu'il (elle) peut continuer à faire du mal à l'avenir.

Comment apprendre à pardonner ?

Nous devrions comprendre que même si nous sommes en conflit avec quelqu'un en dehors de la famille, l'incapacité ou le refus de pardonner affecte non seulement les relations avec la personne qui nous a blessés, mais aussi avec tous nos proches en famille : conjoint, enfants.

Le dicton populaire sur les relations, « Le temps est le meilleur guérisseur », n'est vrai qu'en partie – il faut du temps pour pardonner, mais le temps seul ne guérit pas les blessures, c'est notre propre tâche. Certaines blessures prennent plus de temps à guérir, d'autres beaucoup moins.

Pour apprendre à pardonner, commençons par nous-mêmes. Il est bien connu que nous sommes nos propres juges et critiques les plus sévères.

Si nous voulons que les autres s'excusent, commençons par nous excuser nous-mêmes. Faisons-le quotidiennement, dès que nous remarquons que notre comportement a pu être la cause d'une offense pour quelqu'un, même si cela ne nous a pas été dit, car la plupart d'entre nous accumulent et n'expriment pas les ressentiments.

Cultiver des relations familiales harmonieuses – s'excuser quotidiennement pour des petites choses peut devenir la force la plus puissante qui conduira l'équipe familiale au plus haut niveau.

Qu'est-ce que cela signifie d'aimer vraiment ? Une attitude de pardon, lorsque nous pouvons montrer par notre exemple notre volonté de restaurer les relations, et c'est l'apprentissage quotidien de l'amour.

PERSPECTIVE
ou LE MAL fait du BIEN

Un roi avait un ami proche avec qui il avait grandi. Cet ami, quelle que soit la situation qu'il vivait, qu'elle soit positive ou négative, avait l'habitude de dire : « C'est très bien ! ».

Un jour, le roi partit chasser. Son ami préparait souvent les armes pour lui. Apparemment, en préparant l'un des fusils, il fit quelque chose d'incorrect. Quand le roi prit le fusil et tira, il perdit son pouce. En évaluant la situation, l'ami s'exclama comme d'habitude :

– C'est très bien !

À cela, le roi répondit :

– Non, ce n'est pas bien du tout ! – et ordonna d'envoyer son ami en prison.

Une année passa. Le roi chassait dans une région qu'il pensait être totalement sûre. Cependant, des cannibales apparurent et, le capturant, l'emmenèrent dans leur village avec tous les autres. Ils lui lièrent les mains, apportèrent une pile de bois, dressèrent un poteau et l'y attachèrent. Mais en s'approchant pour allumer le feu, ils remarquèrent que le roi n'avait pas de pouce. Leur religion interdisait de manger quelqu'un qui avait une infirmité corporelle. Ils détachèrent donc le roi et le relâchèrent.

De retour chez lui, le roi se rappela l'événement où il avait perdu son pouce et ressentit des remords pour la manière dont il avait traité son ami. Le roi se rendit immédiatement à la prison pour lui parler.

– Tu avais raison, – dit le roi. – C'était très bien que je perde mon pouce.

Le roi raconta tout ce qui lui était arrivé.

– Je regrette beaucoup de t'avoir mis en prison, j'ai agi très mal.

– Non, – répondit son ami. – C'est très bien !

– Que dis-tu ? Comment cela pourrait-il être bien alors que je t'ai mis en prison pendant une année entière ?

– Si je n'avais pas été en prison, j'aurais été là avec toi…

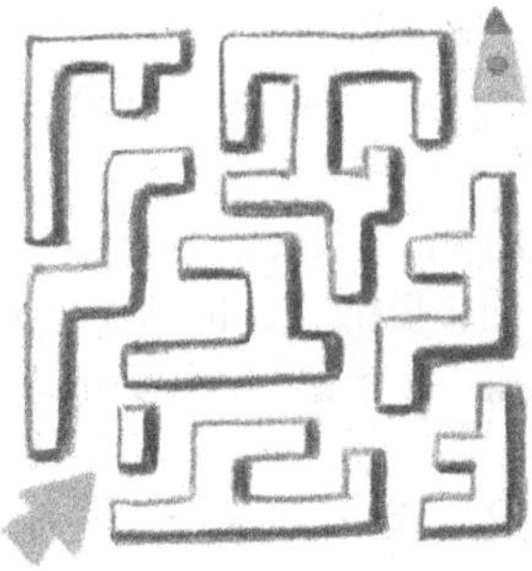

ANALYSE ET EXPLICATION THÉRAPEUTIQUES

Bien ou Mal ?

Avez-vous remarqué autour de vous que la même chose peut plaire à une personne et être considérée comme sans valeur ou insignifiante par une autre ? De plus, je me souviens d'un dicton de mon enfance : « Il n'y a pas de mal qui ne vienne pour un bien... » Je ne voulais pas trop y croire – comment pourrait-il y avoir du bien alors que tout va mal maintenant ? Mais je l'avoue, chaque fois que quelque chose m'arrive contre mon gré, quelque chose qui ne correspond pas à mes plans et désirs, je me demande : où est caché ce bien, et je comprends qu'à ce moment-là, je ne peux pas le voir, donc je me calme et j'attends. Et en effet – le bien se manifeste toujours, seulement un peu plus tard. Il faut se donner du temps.

Cela est illustré par un vieux conte chinois.

Il y a de nombreuses années, en Chine, vivait un sage paysan. Il avait un fils et un cheval que tout le village admirait. Un jour, le cheval s'enfuit.

Les villageois vinrent un à un exprimer leur sympathie au paysan : « Tu es tellement malchanceux. Quelle malchance – ton cheval s'est enfui ! »

Le paysan répondait toujours : « Bien ou mal, qui peut le dire ? »

Le lendemain, le cheval revint, ramenant avec lui douze chevaux sauvages. Les voisins revinrent féliciter le paysan, mais sa réponse fut la même : « Bien ou mal, qui peut le dire ? »

Le jour suivant, son fils tenta de dompter l'un des chevaux sauvages, mais il tomba et se cassa la jambe. Encore une fois, les gens se rassemblèrent pour exprimer leur sympathie : « C'est horrible ! »

Le paysan répondit encore : « Bien ou mal, qui peut le dire ? »

Quelques jours plus tard, son fils avec sa jambe cassée boitait dans le village, quand l'armée de l'empereur apparut et déclara que la guerre avait éclaté. Pour cette raison, ils réquisitionnaient tous les jeunes hommes du village. Cependant, le fils du paysan resta à la maison car avec sa jambe cassée, il était inapte au service. Tous envieraient la chance du paysan. Ils parlaient de sa grande chance, mais le vieil homme disait simplement : « Bien ou mal, qui peut le dire ? »

RÉCOMPENSE

Dans un coin reculé de l'univers, sans enseigne visible, se trouvait une petite boutique dont les panneaux avaient depuis longtemps été emportés par la tempête. Cependant, les habitants locaux savaient qu'elle vendait des désirs.

Le magasin avait une gamme assez variée : on pouvait y acheter presque tout : des yachts, des maisons, des mariages, des postes de vice-président, de l'argent, des enfants, un emploi de rêve, une belle silhouette, une carrière réussie, du pouvoir, des victoires dans les concours, de grandes machines et bien d'autres choses encore. Seules la vie et la mort n'étaient pas disponibles à l'achat – une autre institution s'en chargeait dans une autre galaxie.

Chaque personne qui entrait dans le magasin (et il y en avait beaucoup qui n'y venaient même pas pour jeter un coup d'œil mais restaient chez eux à souhaiter) commençait par découvrir le prix de son désir.

Les prix étaient variés. Par exemple, ceux qui voulaient acheter un emploi de rêve devaient renoncer à la stabilité, être prêts à planifier leur propre vie, avoir confiance en leurs capacités et se permettre de travailler là où ils le voulaient, et non où ils étaient nécessaires.

Le pouvoir coûtait un peu plus cher : il fallait renoncer à certaines de ses opinions, à ses valeurs morales, tout expliquer de manière rationnelle, apprendre à dire non, ressentir sa propre valeur et dire « moi » partout et toujours, indépendamment de l'opinion des autres.

Certains prix semblaient étranges et ridicules. Par exemple, on pouvait presque obtenir un mariage gratuitement, mais une vie de famille heureuse coûtait cher : il fallait payer pour son bonheur avec sa propre responsabilité, en apprenant à apprécier la vie, en sachant ce que l'on veut, en renonçant à plaire à tout le monde, en appréciant ce que l'on a et en se permettant d'être heureux, en comprenant sa propre valeur, en refusant d'être une victime et en risquant de perdre certains amis et connaissances.

Ainsi, tout le monde entrant dans le magasin n'était pas prêt à acheter son désir. Certains, en voyant le prix, faisaient demi-tour et sortaient déçus. D'autres restaient longtemps à réfléchir, comptant leurs ressources et se demandant où en trouver davantage... Certains commençaient à se plaindre des prix trop élevés et demandaient des réductions ou s'informaient sur les possibilités de soldes...

Et il y avait ceux qui sortaient toutes leurs économies et emportaient dans un rouleau de papier cadeau frémissant leur désir rêvé. Les autres acheteurs les regardaient avec envie, pensant peut-être que le propriétaire du magasin était un de leurs amis, et que ce désir leur était venu sans trop d'efforts...

En sortant du magasin, tout le monde lisait la note qui était accrochée là depuis des centaines d'années :

SI TON SOUHAIT NE S'EST PAS RÉALISÉ, C'EST QU'IL N'A PAS ENCORE ÉTÉ PAYÉ.

ANALYSE ET EXPLICATION THÉRAPEUTIQUES

Comment formuler correctement son désir

Au moment de la « commande », le désir doit être unique.

Souvent, nous avons tendance à dire : je veux un million d'euros pour achcter une maison, une voiture, payer mes dettes, et aussi voyager... Stop ! Ce désir contient de nombreux autres désirs qui peuvent être totalement indépendants du premier. Ce désir multicouche et complexe ne fonctionne pas ! C'est comme une poupée russe. Chaque désir doit être traité séparément.

Par exemple, imaginez que vous êtes parent. Votre enfant vient vous demander dix euros pour construire une cabane pour son cochon d'Inde. L'enfant sait qu'il lui faudra un marteau, quelques planches et des clous. Mais en tant que parent, vous pensez que vous avez déjà un marteau à la maison, que vous pouvez obtenir des planches en démontant une boîte inutile, et que vous pouvez acheter des clous pour 2 euros. Ainsi, la cabane sera construite, l'enfant sera heureux de son travail créatif, et vous aurez économisé de l'argent.

De la même manière, nous devons travailler avec l'Univers, qui est notre fournisseur et protecteur à tous. L'Univers agit toujours de la manière la plus rationnelle et la plus économique possible. Il nous reste simplement à décomposer notre rêve multifonctionnel en éléments simples et clairs.

<u>Le désir ne doit pas être une condition préalable à la réalisation d'autres désirs.</u>

Examinons de plus près à quoi me servira ce million ? Comme mentionné précédemment, pour acheter une maison, une voiture, voyager, etc. Alors allons encore plus loin : pourquoi ai-je besoin d'une maison ? Pour être indépendant de mes parents. Pourquoi ai-je besoin d'être indépendant de mes parents ? Pour avoir plus de liberté... Que se passera-t-il lorsque j'aurai plus de liberté ? Que se passera-t-il lorsque mon désir sera exaucé ?... Et ici, si vous ressentez ce que vous ressentirez – bingo ! – c'est ce désir que vous devez formuler comme une « commande ». Le sentiment – voilà l'élémentaire que l'Univers recherche pour accomplir nos désirs.

<u>Le désir ne doit susciter que des émotions, pas des pensées sur d'autres désirs.</u>

Encore une fois : Que se passera-t-il lorsque mon désir sera exaucé ? – Je me sentirai heureux (-se), satisfait (-e), je ressentirai de la joie, de la plénitude, etc. Revenons à nouveau à ce million. Lorsque j'aurai un million, je pourrai acheter une maison, une voiture, partir en voyage... Vous voyez, lorsque vous obtenez un million, vous ne ressentez aucun sentiment, mais vous avez encore mal à la tête en réfléchissant à ce que vous devrez faire de cet argent. Aucun sentiment, seulement des actions ultérieures. C'est un signal que le désir est incorrect et ne sera pas exaucé. Mais si la réponse est – bien sûr, je vais mettre ce million dans un bocal, je vais le regarder tous les jours et ressentir une extase de l'avoir... Alors, oui, le désir d'obtenir un million serait correct.

D'ailleurs, si nous voulons de l'argent, n'ayons pas peur de le souhaiter, mais – de l'argent. Quant à la maison, la voiture et tout le reste, « commandons-les » séparément. Parallèlement !

Revenons encore une fois à la réalisation du désir et à ses résultats. Si nous voulons une maison pour être indépendants de nos parents, nous devons commander non pas une maison, mais l'indépendance vis-à-vis de nos parents. Parce que même en ayant une maison, cette indépendance ne viendra pas, car nous ne l'avons pas « commandée ». L'Univers ne réalise que ce que nous demandons. Si vous voulez rencontrer un prince avec une Mercedes blanche pour vous marier avec lui, demandez non pas à « rencontrer un prince », mais à « vous marier avec lui ». Car vous pouvez juste le rencontrer et vous séparer immédiatement, car l'Univers ne lit pas nos pensées, c'est-à-dire ce que nous prévoyons de faire ensuite, mais ce que nous n'avons pas « commandé », mais simplement en tête.

Le désir doit être « écologique ».

C'est-à-dire qu'il ne doit nuire à personne. Comment éviter de nuire involontairement à autrui ? Malheureusement, ce ne sera pas toujours possible. Comme mentionné précédemment, l'Univers agit de manière très économique, en tenant compte de tous les scénarios de vie impliqués. Il se peut donc que vous obteniez une nouvelle maison après le décès soudain d'un parent éloigné d'une maladie grave, qui vous lègue sa maison en héritage. Il vaut donc mieux accepter les choses telles qu'elles sont, c'est-à-dire avec gratitude.

Rappel : tous nos désirs ont une propriété – revenir comme un boomerang. Ainsi, si vous avez un grand désir de « punir quelqu'un », réfléchissez-y bien avant.

Le désir doit être seulement le mien, je ne peux pas désirer pour les autres.

Très souvent, nous avons des désirs comme : « Je veux que mon enfant... », « Je veux que mon mari... » Cela vous dit quelque chose ? Ces désirs ne se réaliseront pas !

Ne vous inquiétez pas, ce n'est pas désespéré. Il suffit de lier ces désirs à vous-même et de les relier à vos émotions. Par exemple, « Je veux être fier de mon fils, qui a réussi à créer son entreprise... », « Je veux passer du temps joyeux avec mon mari, prendre soin de lui, etc. » Il n'y a pas de limite à l'imagination…

Aspirons au MAXIMUM.

Un sage a dit : « Il faut désirer beaucoup et souvent. Il faut désirer au maximum. Nous n'obtiendrons pas tout (car tout n'est pas nécessaire). Mais plus vous désirez, plus vous recevez. » Et c'est vrai. Par exemple, si vous désirez une voiture, désirez la meilleure, celle que vous estimez être la meilleure. Vous direz qu'il n'y a pas assez d'argent pour une voiture si chère ? Et pour une voiture usagée, bon marché, en avez-vous ? Pas vraiment non plus, n'est-ce pas ? Alors quelle est la différence ? Désirez plus que ce que vous pouvez vous permettre. Pourquoi désirer quelque chose de médiocre quand vous pouvez désirer quelque chose de fantastique ! L'Univers est illimité et inépuisable... Et infini, comme nous le pressentons... Toutes les limites sont créées par nous-mêmes, ou plus précisément, par les limites de notre imagination... Alors, levons-nous et avançons !

FIN

Maintenant, notre tâche la plus importante à tous est de rêver et de désirer ce que le cœur désire, vers où l'âme aspire. Et comment tout réaliser – c'est là le casse-tête de l'Univers. C'est pour cela qu'il est l'Univers !

Ressuscitons les plus belles rêveries roses de notre enfance – même après vingt ans, elles ont sûrement la possibilité de se réaliser.

Soyez heureux et rêvez !

Structures éditoriales du groupe L'Harmattan

L'Harmattan Italie
Via degli Artisti, 15
10124 Torino
harmattan.italia@gmail.com

L'Harmattan Hongrie
Kossuth l. u. 14-16.
1053 Budapest
harmattan@harmattan.hu

L'Harmattan Sénégal
10 VDN SICAP AMITIE 3
BP 45034 Dakar-Fann
direction@senharmattan.com

L'Harmattan Cameroun
Tsinga/Derrière polyclinique FECAFOOT
BP 11486 Yaoundé
Jacques.koukam@harmattan.fr

L'Harmattan Burkina Faso
Villa 281, secteur 23 623, rue 14.32
Ouagadougou
zagbie@outlook.fr

L'Harmattan Guinée
Almamya, rue KA 028 OKB Agency
BP 3470 Conakry
harmattanguinee@yahoo.fr

L'Harmattan RDC
185, avenue Nyangwe
Commune de Lingwala – Kinshasa
matangilamusadila@yahoo.fr

L'Harmattan Congo
219, avenue Nelson Mandela
BP 2874 Brazzaville
deunovmikhael@gmail.com

L'Harmattan Mali
Immeuble Mgr Jean Marie Cissé
Aci Hamadallaye
BP 145 Bamako
syllaka@yahoo.fr

L'Harmattan Togo
Djidjole – Maison Amela
face EPP BATOME
02 BP 20680 Lomé
didieramela11@gmail.com

L'Harmattan Côte d'Ivoire
Résidence Karl – Cité des Arts
Abidjan-Cocody
03 BP 1588 Abidjan
harmattan.ivoire@gmail.com

L'Harmattan Bénin
Rue 604, (Immeuble à l'entrée
de la rue UCAO- Cite de Saint-Jean)
Cotonou
stepcorpus@gmail.com

Nos librairies en France

Librairie internationale
16, rue des Écoles
75005 Paris
librairie.internationale@harmattan.fr
01 40 46 79 11
www.librairieharmattan.com

Librairie des savoirs
21, rue des Écoles
75005 Paris
librairie.sh@harmattan.fr
01 46 34 13 71
www.librairieharmattansh.com

www.ingramcontent.com/pod-product-compliance
Lightning Source LLC
LaVergne TN
LVHW010925061026
849535LV00007B/2236
* 9 7 8 2 3 3 6 5 3 1 9 7 7 *